vivre
avec le
diabète

modus vivendi

© 2004 Geddes and Grosset
Paru sous le titre original de : A Guide to Diabetes

LES PUBLICATIONS MODUS VIVENDI INC.
5150, boul. Saint-Laurent, 1er étage
Montréal (Québec)
Canada
H2T 1R8

Design de la couverture : Marc Alain
Infographie : Modus Vivendi
Traduction : Caroline Pageau

Dépôt légal : 2e trimestre 2004
Bibliothèque nationale du Québec
Bibliothèque nationale du Canada
Bibliothèque nationale de Paris

ISBN : 2-89523-243-1

Nous reconnaissons l'aide financière du gouvernement du Canada par l'entremise du Programme d'aide au développement de l'industrie de l'édition (PADIÉ) pour nos activités d'édition.
Gouvernement du Québec − Programme de crédit d'impôt pour l'édition de livres − Gestion SODEC

Mot de l'éditeur :
Les livres de cette collection sont publiés à titre informatif et ne se veulent aucunement des substituts des conseils des professionnels de la médecine. Nous recommandons aux lecteurs de consulter un praticien chevronné en vue d'établir un diagnostic avant de suivre l'un ou l'autre des traitements proposés dans cet ouvrage.

vivre
avec le
diabète

modus vivendi

TABLE DES MATIÈRES

1

QU'EST-CE QUE LE DIABÈTE ?

Le diabète est une condition au sujet de laquelle la plupart des gens ont une certaine connaissance ou, à tout le moins, un ensemble de croyances qui peuvent être vraies ou non. Dans de nombreux cas, cette connaissance se limite à savoir que le diabète est causé par un surplus de sucre dans le sang, et que le remède contre cette condition consiste à prendre, sur une base régulière, des comprimés ou une substance appelée insuline qui doit être injectée. Bien que, de façon générale, cela soit correct, d'autres croyances courantes sont totalement erronées, comme de croire que de manger trop de sucre peut causer le diabète ! La plupart des gens connaissent quelqu'un – un membre de la famille, un ami, un collègue ou une connaissance – qui a le diabète. On sait peut-être que cette personne doit manger sur une base régulière, mais surtout qu'elle doit éviter les aliments sucrés et qu'elle doit avoir ses médicaments avec elle en tout temps. Peut-être sait-on également que la personne doit parfois vérifier son taux de sucre en effectuant un test de glycémie à la maison.

Bien entendu, si vous-même ou un membre de votre famille immédiate êtes déjà atteint du diabète, votre connaissance est beaucoup plus exhaustive. Toutefois, que nous soyons affectés directement ou non à l'heure actuelle, il s'avère vital que nous soyons tous mieux informés pour une seule raison très importante : l'incidence des deux principaux types de diabète est en hausse. En particulier, le nombre de personnes affectées par la principale forme de la maladie grimpe en flèche dans de nombreux pays. À ce rythme, le diabète atteindra bientôt des proportions épidémiques et rejoindra des maladies telles que le sida qui représentent un défi énorme pour la santé publique à l'échelle mondiale. Dans le cas où vous-même ou un de vos proches contracteriez le diabète, plus vous en saurez sur cet état et mieux vous serez préparé. Le but de ce livre est de tenter d'améliorer cette compréhension en présentant un survol des nombreuses facettes de cette maladie complexe. De toute évidence, la première source d'information et de conseils pour les gens ayant le diabète est l'équipe clinique qui s'occupe de leurs soins. Nous espérons cependant que l'information présentée ici appuiera celle donnée par les experts en médecine et qu'elle s'avérera une source de référence utile pour les personnes touchées par le diabète et leur famille.

Pour des raisons de commodité, les sujets sont présentés et discutés sous une série de titres dans les pages qui suivent. Toutefois, même les experts en médecine et les scientifiques se sont rendus à l'évidence que le diabète n'est pas un état qui se répartit en catégories de façon nette. Il peut être comparé aux cercles qui se chevauchent et s'entrecroisent à la surface de l'eau lorsqu'on y jette des cailloux. Une facette en chevauche inévitablement une autre et l'affecte, en plus du traitement, du contrôle et de la prise en charge du diabète d'une personne qui changent avec le temps et en fonction des circonstances. Lorsque nécessaire, un sujet peut donc être traité sous plus d'un titre. Finalement, bien que des faits, des symptômes et des conséquences potentielles connues soient associés à cet état, l'aspect le plus important est probablement que chaque cas de diabète est unique. Dans la majorité des cas de diabète nouvellement diagnostiqués, même le plus chevronné des spécialistes ne souhaite pas devoir prédire l'état de santé futur de la personne concernée. De nombreux facteurs individuels – physiques, psychologiques et affectifs – influencent la façon dont les gens prennent en charge leur diabète et composent avec lui. La bonne nouvelle : la plupart des gens sont en mesure de mener de longues vies actives et enrichissantes, tout comme n'importe quelle autre personne, et les traitements modernes sont entièrement axés sur cette capacité. L'athlète olympique Steve Redgrave, gagnant de cinq médailles d'or en aviron, est connu pour avoir dit qu'il croyait que sa carrière venait de prendre fin lorsqu'on a diagnostiqué le diabète qu'il avait. Toutefois, encouragé par son consultant et son équipe de soins pour le diabète, il a persévéré afin de réaliser sa plus grande ambition aux Jeux olympiques de Sydney en 2000.

LE DIABÈTE DANS SON CONTEXTE : INSULINE, GLUCOSE ET RÉSERVE ÉNERGÉTIQUE

La définition la plus adéquate du diabète sucré consiste à en dire qu'il s'agit d'une série de dérèglements ou d'un syndrome qui font que le corps est incapable de régulariser de façon efficace le traitement, ou le métabolisme, des glucides, des gras et des protéines. Il est causé par une déficience complète ou partielle de l'insuline, une hormone, laquelle est produite et libérée par des cellules spécialisées (appelées cellules bêta) situées dans le pancréas. Le pancréas est une glande qui mesure environ 15 cm et qui est située entre le duodénum et la rate, derrière l'estomac. Il contient deux principaux types de cellules qui produisent chacun des sécrétions. Le premier groupe sécrète des enzymes digestives qui servent à la dégradation des aliments, et le second groupe est composé de grappes de cellules appelées îlots de Langerhans qui produisent des hormones. Tel qu'il a été noté précédemment, les cellules bêta sont responsables de la production et de la libération de l'insuline, mais d'autres cellules, les cellules alpha, sécrètent une hormone différente appelée glucagon qui participe à la régularisation des taux de glycémie. Le glucagon agit principalement sur les processus qui surviennent dans le foie (voir plus bas) et joue un rôle important dans la prévention de l'hypoglycémie. L'hypoglycémie est l'une des principales caractéristiques de la forme de diabète qui exige un traitement à l'insuline et que le Chapitre 6 décrit de façon exhaustive.

L'insuline a pour fonction de régulariser les taux de glucose (la source d'énergie du corps) dans le sang afin d'en assurer une provision suffisante en tout temps pour les divers organes et tissus, afin que le processus vital continue. Produit final de la digestion des glucides et forme sous laquelle il passe des intestins à la circulation sanguine, le glucose est la forme de molécule de sucre la plus simple. Les glucides sous forme d'aliments constituent donc la principale et ultime source de glucose, mais le corps ne dépend pas uniquement de cette source. Lorsque la réserve de glucoses alimentaires s'amenuise, le corps se tourne vers des sources et des processus de remplacement. Il est important de comprendre les mécanismes de régulation impliquant l'insuline afin de bien saisir ce qui survient dans le diabète ; il est donc utile de les examiner plus attentivement.

L'insuline a une action à court terme (métabolique) et une autre à plus long terme dans le corps, qui affectent toutes deux d'autres processus importants pour la santé. Si l'on reprend l'exemple des cercles à la surface de l'eau, on peut dire que lorsque l'action de l'insuline est déficiente, comme dans le cas du diabète, les effets peuvent avoir une longue portée qui peut même être assez étonnante. C'est l'effet de ces «cercles» qui est responsable de certaines COMPLICATIONS CHRONIQUES À LONG TERME que les Chapitres 8 et 9 examinent plus en détail.

Les cellules bêta libèrent l'insuline en réponse à certains déclencheurs, en particulier la présence de glucose dans le sang qui augmente après la digestion des repas comportant des glucides. La présence d'*acides aminés* (produit final de la digestion des protéines) est également un déclencheur, ainsi que celle de certaines hormones, dont le glucagon libéré par les cellules alpha du pancréas. La libération d'insuline est inhibée par la présence de certaines autres hormones, en particulier l'*adrénaline* et la *noradrénaline*, produites par les *glandes surrénales*, lesquelles sont également nommées catécholamines, et aussi somatostatine. L'adrénaline est l'hormone qui prépare le corps à la peur, à la fuite ou à la lutte, et qui est parfois appelée l'hormone du stress, tandis que la somatostatine est produite par un troisième type d'îlots de Langerhans, les cellules delta. En outre, il est possible qu'une libération importante d'insuline inhibe elle-même la sécrétion additionnelle d'insuline.

Une fois libérée, l'insuline agit à l'intérieur même des cellules. Les molécules d'insuline effectuent ceci en s'attachant chacune à un site récepteur spécialisé situé dans la *membrane* de la cellule qui est destiné à les recevoir.

Toutes les cellules humaines comportent un certain nombre de récepteurs d'insuline mais certaines d'entre elles ont une affinité particulière avec l'hormone. Il s'agit des adipocytes (les cellules adipeuses), des hépatocytes (les cellules hépatiques), et des myocytes squelettiques (les cellules des muscles volontaires, c.-à-d., celles attachées aux os et aux articulations). Cette affinité des cellules cibles avec l'insuline prend toute sa signification lorsque l'ensemble de l'activité de régulation de l'hormone est compris, et c'est ce qui est décrit plus bas. L'effet de l'insuline se traduit par une série d'actions biochimiques qui surviennent lorsque les molécules d'insuline se fixent à leur récepteur, actions dites post-fixation ou post-récepteur (parce qu'elles surviennent après la fixation des molécules d'insuline aux récepteurs). Elles se produisent à l'intérieur des cellules, sur le côté intérieur de la membrane cellulaire. Il s'agit de réactions biochimiques hautement complexes impliquant des enzymes, des mécanismes de transport et, même, en bout de ligne, l'expression ou le travail de certains *gènes* (un des effets à plus long terme de l'insuline). Bien qu'il ne soit pas nécessaire de connaître le déroulement de ces réactions, la connaissance de leur existence et des récepteurs d'insuline est plutôt importante pour bien comprendre le diabète.

L'insuline est le principal agent de régulation de la glycémie en raison du fait que ses actions sont soumises à certaines vérifications et équilibrations, composant ainsi un système très finement ajusté et contrôlé dans le cas d'une santé normale. Les vérifications et les équilibrations surviennent principalement sur le plan post-récepteur, c'est-à-dire à l'intérieur des cellules, et elles impliquent surtout des hormones de compensation qui agissent de façon antagoniste (c.-à-d. contre) aux effets de l'insuline. La plus importante de ces hormones est le glucagon, ainsi que l'*hormone de croissance* sécrétée par la *glande thyroïde*.

Dans le cas d'une santé normale, l'insuline est produite en faible quantité sur une période de 24 heures, qui équivaut à environ la moitié de la quantité totale sécrétée. Toutefois, tel que mentionné précédemment, cette quantité augmente de façon marquée lorsque le taux de glycémie croît après la digestion d'un repas comportant des glucides, et l'insuline agit alors afin de les éliminer de la circulation sanguine. L'insuline effectue cela en favorisant l'absorption de glucose par toutes les cellules afin de combler leurs besoins énergétiques immédiats. Plus important encore, elle favorise l'élimination du glucose vers les cellules du foie et des muscles squelettiques où il est converti en *glycogène*. Le glycogène ou amidon animal est une molécule glucidique complexe et constitue la principale réserve d'énergie du corps qui peut être sollicité selon les besoins. De plus, l'insuline stimule l'absorption du surplus de glucose par les tissus adipeux où il est converti en molécules de triglycérides (un type de gras) et stocké. L'insuline a d'autres effets également, mais il faut examiner ce qui se produit dans le foie afin de bien les comprendre. Il faut également examiner les événements qui s'enchaînent lorsque la réserve de glucides et de nourriture en général s'amenuise. Si aucun aliment n'est disponible, il n'est pas nécessaire qu'un taux élevé d'insuline soit sécrété, mais le corps a tout de même besoin de glucose pour combler ses besoins énergétiques. Dans de tels cas, comme après le jeûne de la nuit, un processus appelé glycogénolyse survient dans le foie au cours duquel le glycogène est transformé en glucose et libéré dans l'organisme. L'hormone qui stimule ce processus est le glucagon. En outre, lorsqu'il arrive que les réserves de glucagon soient épuisées et qu'il y a toujours un manque de nourriture, un autre mécanisme appelé gluconéogénèse est activé. Au cours de ce processus, les lipides stockés et éventuellement les protéines sont transformés et le foie utilise les molécules libérées pour fabriquer du glucose. La transformation (ou *lipolyse*) des triglycérides survient également dans les tissus adipeux et libère des acides gras. Ceux-ci sont utilisés dans le foie pour produire du glucose ; mais un autre processus appelé *cétogénèse* (qui peut avoir des conséquences graves dans le cas du diabète) survient également à la suite de ce processus. La cétogénèse produit des molécules appelées corps cétoniques ou cétones qui, dans des conditions normales telles que décrites précédemment, fournissent de l'énergie aux tissus périphériques et musculaires. Un corps cétonique connu et important dans le cas du diabète est l'acétone, à l'odeur « fruitée » et de « poire » caractéristique. Une des plus importantes fonctions de l'insuline, critique pour le diabète, est de supprimer la transformation des triglycérides et la cétogénèse. Les réserves énergétiques normales du corps – le glycogène puis les triglycérides – sont utilisées lorsque aucune nourriture n'est disponible. Mais si le jeûne se poursuit, les protéines dérivées de tissus tels que les muscles doivent éventuellement être utilisées et converties en glucose par la gluconéogénèse. La glycogénolyse et la gluconéogénèse surviennent lorsque les taux d'insuline sont bas parce que le corps n'a pas absorbé de nourriture. Dans des conditions normales, le corps possède des réserves d'énergie suffisantes pour alimenter son activité quotidienne et les protéines n'ont pas besoin d'être utilisées à cet effet. Toutes les protéines consommées peuvent donc être utilisées pour leur fonction normale de croissance et de réparation des tissus. L'insuline a une action de régulation indirecte sur le sort des protéines par ses effets sur les glucides et les lipides. Les processus décrits précédemment déterminent ce qui se produit lorsqu'une personne entreprend une diète pour perdre du poids ou une diète à la mode comme un régime à base de protéines uniquement et, comme nous le verrons, ils sont très importants dans le diabète. Dans le cas d'une santé normale, l'insuline et son système de compensation sont si finement ajustés qu'ils maintiennent les taux de glycémie à l'intérieur d'une échelle de 3 à 8 mmole/l (millimole par litre).

DÉFINITION ET DIAGNOSTIC DU DIABÈTE

L'information donnée plus haut vise à fournir une meilleure compréhension du diabète et des causes de ses symptômes et manifestations. Tel que noté précédemment, le diabète résulte d'une déficience partielle ou totale de l'insuline ou de l'absence de ses effets. L'anomalie peut donc survenir dans la production et la sécrétion de l'hormone ou sur le plan du récepteur ou de la post-fixation. La seconde situation est nommée INSULINORÉSISTANCE et le problème peut toucher les récepteurs eux-mêmes ou les événements post-récepteur. Si les récepteurs sont en cause, la raison peut être leur trop petit nombre ou une perte de leur capacité de fixation à l'insuline. Les anomalies de récepteurs d'insuline peuvent parfois être corrigées par un traitement, mais dans de très rares cas, elles peuvent être attribuées à une condition héréditaire grave. Une anomalie des événements post-récepteur empêchant l'action métabolique normale de l'insuline est assez courante.

Habituellement, il y a un certain degré d'insuffisance afin que l'action de l'insuline devienne moins efficace plutôt que ne survienne une panne complète du système. Les anomalies post-récepteur sont très complexes, elles peuvent être irréversibles, et sont une caractéristique importante de la forme la plus courante de diabète, le DIABÈTE DE TYPE 2. L'autre cause principale de la déficience d'insuline est imputable à des anomalies des cellules bêta pancréatiques des îlots de Langerhans.

Quelle que soit la raison ou la combinaison de raisons à l'origine de la déficience d'insuline, elle entraîne une hausse soutenue du taux de glycémie ou *hyperglycémie*. Un taux élevé de sucre dans le sang est ce qui caractérise le diabète sucré mais il n'entraîne pas toujours un ensemble de symptômes bien définis. Les syndromes varient de l'absence de symptômes à une maladie grave causée par des complications métaboliques aiguës et potentiellement mortelles. De façon générale, la gravité des symptômes est liée au degré de déficience d'insuline, bien que d'autres facteurs puissent également avoir une influence. Une des fonctions de l'insuline est de réguler l'équilibre normal des sels et de l'eau. L'hyperglycémie peut entraîner le passage de glucose dans l'urine et le dérèglement du rapport électrolytes (sels)-eau dans les tissus. Ce déséquilibre est caractérisé par le fait que la personne produit une quantité anormalement élevée d'urine (*polyurie*), et ce peut être le cas en particulier pendant la nuit (polyurie nocturne). Une miction excessive entraîne une perte accrue de sels tels que le sodium et le potassium et une soif accrue, qui pousse la personne à boire de façon excessive. Une miction et une soif accrues ainsi qu'une consommation de liquide excessive dans le cas du diabète peuvent être désignées en termes médicaux comme des symptômes osmotiques. La présence de sucre dans l'urine favorise fréquemment l'apparition d'infections opportunistes par des levures (muguet), avec une irritation et des démangeaisons autour de l'orifice externe de l'*urètre*. Un taux de glycémie élevé peut affecter le cristallin en causant un œdème, lequel est à l'origine d'une incapacité de focaliser et d'une vision trouble. Il s'agit d'une situation temporaire et réversible qui peut être rectifiée par un traitement pour le diabète, contrairement à la RÉTINOPATHIE DU DIABÈTE qui peut potentiellement devenir une COMPLICATION À LONG TERME du syndrome. Parmi les autres symptômes assez courants du diabète, on trouve les infections récurrentes telles que les furoncles, les sautes d'humeur et l'irritabilité, et une sensation d' «aiguilles» dans les pieds et les mains.

Lorsqu'une déficience d'insuline sévère se maintient, les mécanismes décrits dans les sections précédentes s'accélèrent à mesure que les gras et les protéines sont transformés par le foie qui tente de suppléer aux besoins énergétiques du corps. Il en résulte une élévation accrue du taux de glycémie, mais un manque d'insuline qui se maintient signifie que le corps est toujours privé d'énergie. Cet état se traduit par des symptômes comprenant une fatigue extrême et une perte de poids rapide. Dans des cas graves, qui résultent de la cétogénèse, une *cétose* ou acidose survient et les cétones s'accumulent dans le sang, d'où ils passent dans l'urine (*cétonurie*). L'haleine de la personne peut dégager une légère odeur d'acétone. Dans des cas extrêmes et graves qui ne sont pas traités, il peut y avoir une progression jusqu'à la CÉTOACIDOSE DIABÉTIQUE, une condition grave qui peut être mortelle, et que le Chapitre 7 décrit plus en détail.

Chaque jour, de nombreuses personnes apprennent qu'elles ont le diabète. Bien que certaines d'entre elles aient consulté leur médecin parce qu'elles ne se sentaient pas bien ou avaient des symptômes du diabète, de nombreuses autres personnes sont totalement étonnées de ce diagnostic. Ceci est dû au fait qu'il est assez courant que le diabète soit décelé au cours d'un examen de routine chez le médecin ou lors d'une hospitalisation pour un autre problème. Il arrive souvent que l'on soupçonne un diabète lors de la découverte de sucre dans un échantillon d'urine. Toutefois, des analyses supplémentaires de prélèvements sanguins sont nécessaires pour confirmer le diagnostic. On estime que 50 % des gens atteints de la forme la plus courante de diabète ne sont pas encore diagnostiqués et ignorent leur état. Parmi ces personnes, il est probable que plusieurs d'entre elles ne présentent aucun symptôme ou que les symptômes se soient développés tellement lentement et de façon insidieuse qu'elles n'y ont rien vu d'anormal. Le diagnostic définitif est habituellement établi à la suite de l'analyse d'un échantillon ou plus de sang veineux (des veines) ou *plasma*. Il peut être nécessaire de fournir des échantillons à plus d'une reprise, selon la présence d'autres symptômes de diabète. En Grande-Bretagne, les critères de diagnostic établis en 1980 et en 1985 par l'Organisation mondiale de la santé (OMS) sont toujours utilisés, bien qu'ils aient été contestés et révisés en 1987 par le comité expert sur le diagnostic et la classification du diabète sucré de l'*American Diabetes Association* (ADA). Ces critères sont les suivants :

- OMS : Un taux de glucose équivalent ou supérieur à 11,1 mmole/l dans le plasma d'un échantillon de sang veineux prélevé de façon aléatoire. (Ou 10,1 mmole/l si le sang veineux est échantillonné dans sa totalité.)

ou

Un taux de glucose à jeun équivalent ou supérieur à 7,8 mmole/l dans le plasma de sang veineux. (Ou 6,7 mmole/l si le sang veineux est échantillonné dans sa totalité.)

- ADA : Un taux de glucose équivalent ou supérieur à 11,1 mmole/l dans le plasma d'un échantillon de sang veineux prélevé de façon aléatoire, avec des symptômes du diabète.

ou

Un taux de glucose à jeun équivalent ou supérieur à 7,0 mmole/l dans le plasma d'un échantillon de sang veineux. (Le jeûne étant défini comme aucun aliment ni aucune boisson contenant des calories dans les 8 à 10 heures précédentes, habituellement la nuit.)

Les deux ensembles de critères prévoient des analyses supplémentaires qui sont habituellement exécutées au cours de journées consécutives et le diagnostic est confirmé lorsque l'on continue d'obtenir des lectures anormales. L'épreuve d'hyperglycémie provoquée par voie orale (HPO) est un autre test qui peut être utilisé. Il est utilisé depuis un certain temps et les lignes directrices révisées de l'OMS (1988) le considèrent toujours comme très important, en particulier dans les cas où les premiers résultats ne sont pas clairement définis. Le HPO doit être administré dans des conditions contrôlées et nécessite que la personne suive un ensemble de directives résumées ici bas.

- Pendant au moins 3 jours avant le test, la personne doit manger trois repas par jour comportant assez de féculents tels que des céréales, du pain, des pâtes, et des pommes de terre.

- La personne doit être à jeun pendant 10 à 16 heures (pendant la nuit) immédiatement avant le test ; seule de l'eau du robinet peut être consommée.

- La personne ne doit pas fumer ni faire de l'exercice immédiatement avant et pendant le test.

- Le test doit être exécuté le matin qui suit le jeûne entre 8 et 9 heures.

- Un échantillon de sang est prélevé afin d'obtenir un taux de glucose du plasma veineux avant le test. La personne doit ensuite absorber une boisson aromatisée contenant 75 g de glucose dissous dans 250 ml d'eau, laquelle doit être consommée à l'intérieur de 5 minutes. Un second échantillon sanguin est prélevé et analysé après 120 minutes.

- Des échantillons d'urine peuvent parfois être analysés toutes les 30 minutes.

Le HPO s'est révélé utile pour identifier deux états intermédiaires entre la normalité et le diabète, soient la GLYCÉMIE À JEUN MARGINALE et l'INTOLÉRANCE AU GLUCOSE. Dans un HPO, le résultat normal du taux de glucose pour un plasma veineux est équivalent ou inférieur à 6,0 mmole/l à jeun, et inférieur à 7,8 mmole/l pour le second échantillon prélevé après 120 minutes. Dans le cas du diabète, le résultat est équivalent ou supérieur à 7,8 mmole/l à jeun et supérieur à 11,1 mmole/l après 120 minutes.

Les échantillons sanguins prélevés en clinique ou à l'hôpital sont habituellement soumis à des analyses en laboratoire pour obtenir les lectures de taux de glycémie. Les personnes qui seront diagnostiquées comme ayant le diabète devront continuer de surveiller leur taux de glycémie afin de gérer leur état. Il n'y a pas lieu de s'inquiéter en pensant que cela nécessite l'installation d'un laboratoire à la maison ! Tel que nous le décrirons plus loin, les tests à la maison sont une procédure assez simple qui ne requiert pas beaucoup de temps.

TYPES DE DIABÈTE (CLASSIFICATION DE L'ADA, 1997)

Outre la révision des critères de diagnostic du diabète, l'ADA a également proposé un changement de nom des deux principaux types de syndromes et ces termes sont maintenant d'usage courant. L'ancien diabète insulino-dépendant peut donc maintenant être appelé DIABÈTE DE TYPE 1, et le diabète non insulino-dépendant peut être appelé DIABÈTE DE TYPE 2. À l'échelle mondiale, le diabète de type 2 représente plus de 85 % des cas, bien que l'incidence varie selon le groupe ethnique.

Tel qu'il a été noté précédemment, le diabète est constitué d'une série complexe de dérèglements qui, dans une certaine mesure, sont impossibles à classer parfaitement dans des catégories. Une partie de ce problème est due au fait que les conditions diabétiques peuvent changer au fil du temps. Les sections qui suivent identifient des états et des syndromes pertinents, ainsi que des catégories de diabète reconnues, avec une brève description de chacune.

Glycémie à jeun marginale

La glycémie à jeun marginale est un état que l'Épreuve d'hyperglycémie provoquée par voie orale décrite précédemment permet d'identifier de façon plus précise. Il s'agit d'un état intermédiaire, qui n'est pas du diabète, mais qui peut être un stage prédiabétique dans certains cas. Il est confirmé lorsqu'un taux anormalement élevé de glucose à jeun de 6,1 à 6,9 mmole/l est obtenu d'un échantillon de plasma veineux avant que la boisson de glucose n'ait été absorbée, et qu'une lecture normale inférieure à 7,8 mmole/l est présente après 120 minutes. (Dans un cas normal, le taux de glucose à jeun est équivalent ou inférieur à 6,0 mmole/l.) La glycémie à jeun marginale n'entraîne habituellement pas de symptômes et ses conséquences cliniques ne sont pas entièrement déterminées à l'heure actuelle.

Intolérance au glucose

L'intolérance au glucose est un deuxième état intermédiaire situé entre la normalité et le diabète qui ne peut être diagnostiqué que par un HPO. Une intolérance au glucose est confirmée lorsqu'une lecture anormalement élevée du glucose à jeun de 6,1 à 6,9 mmole/l est obtenue d'un échantillon de plasma veineux, tout comme dans la glycémie à jeun marginale. Toutefois, lorsque 120 minutes se sont écoulées après l'absorption de la boisson au glucose, la lecture demeure anormalement élevée pour le second échantillon de plasma, avec 7,8 à 11,0 mmole/l. C'est ce qui distingue l'intolérance au glucose de la glycémie à jeun marginale et de la normalité, dans lequel cas la lecture est inférieure à 7,8 mmole/l, et du diabète, où la lecture est supérieure à 11,1 mmole/l. Les personnes ayant une intolérance au glucose ne présentent habituellement aucun symptôme mais elles peuvent éventuellement développer le diabète de type 2 (dans 2 à 5 pourcent des cas diagnostiqués). Toutefois, l'intolérance au glucose peut également être temporaire (elle peut, par exemple, se développer au cours de la GROSSESSE : voir DIABÈTE GESTATIONNEL) et certaines personnes voient leur taux de tolérance au glucose revenir à la normale avec le temps.

Les anomalies des récepteurs d'insuline peuvent être à l'origine de l'intolérance au glucose dans certains cas et un traitement peut alors corriger cette situation. Les personnes souffrant d'une intolérance au glucose stable et à long terme sont considérées comme plus à risque de développer un diabète de type 2 et des COMPLICATIONS MACROVASCULAIRES du syndrome (telles que les maladies cardiaques, les accidents vasculaires cérébraux et les maladies affectant la circulation dans les jambes). Il est assez courant que l'intolérance au glucose (ou le diabète de type 2) soit diagnostiquée après qu'une personne a développé une maladie macrovasculaire, celle-ci étant la raison pour laquelle la personne reçoit un traitement. Il arrive également qu'un diabète de type 2 soit faussement diagnostiqué alors qu'en fait, la personne souffre d'une intolérance au glucose. Les personnes les plus à risque de développer une maladie cardiaque, en raison d'une pression artérielle élevée (hypertension), de taux de triglycérides élevés, dans le plasma sanguin, d'un pouls rapide ou de l'obésité ont également plus de chances de développer une intolérance au glucose ou un diabète de type 2. De plus, l'incidence d'intolérance au glucose est liée au vieillissement.

L'intolérance au glucose et la glycémie à jeun marginale sont semblables et des recherches plus poussées sont en cours afin de déterminer les différences exactes et les conséquences à long terme de ces deux états.

Diabète de type 1

Le diabète de type 1 (anciennement appelé diabète insulino-dépendant) est la moins courante des deux formes de diabète et, d'une certaine façon, la plus facile à comprendre. Ceci est dû au fait que dans la grande majorité des cas, le diabète survient en raison d'une destruction auto-immune des cellules bêta du pancréas qui produisent l'insuline. Une réponse auto-immune peut être expliquée comme une forme d'autodestruction. Pour une raison inconnue, le système immunitaire du corps ne reconnaît pas une composante ou une substance qui lui appartient et produit des anticorps pour attaquer et détruire cet élément, comme si c'était un organisme étranger ou envahisseur. Dans le cas du diabète de type 1, ce sont les très importantes cellules produisant de l'insuline qui sont attaquées, mais il faut un certain temps avant que la situation ne devienne critique. En fait, la personne ne commencera à présenter des symptômes classiques du diabète que lorsque la presque totalité (environ 90 pourcent) de ses cellules bêta sont détruites. Ces symptômes peuvent comprendre n'importe quel symptôme décrit dans la partie précédente, DÉFINITION ET DIAGNOSTIC DU DIABÈTE, mais en particulier, des symptômes osmotiques marqués, une perte de poids et de la fatigue. Lorsque des tests sont effectués, ils révèlent une cétonurie et une hyperglycémie significative. Habituellement les symptômes sont assez évidents pour pousser la personne à solliciter une aide médicale, mais ce n'est pas toujours le cas. Malheureusement, environ 5 à 10 pourcent des gens ayant le diabète de type 1 ne sont diagnostiqués que lorsqu'ils sont admis à l'hôpital dans un état critique de CÉTOACIDOSE DIABÉTIQUE. La principale caractéristique du diabète de type 1 est que les personnes qui en sont atteintes ont besoin d'une thérapie de remplacement d'insuline toute leur vie afin de survivre.

Le diabète de type 1 comporte une longue période asymptomatique (appelée période prodromique) au cours de laquelle les cellules bêta sont progressivement détruites. L'apparition des symptômes et l'établissement d'un diagnostic culminent entre 11 et 13 ans. Toutefois, il arrive à l'occasion que des personnes d'âge moyen et des personnes plus âgées soient diagnostiquées. L'amorce d'un traitement à l'insuline dans le cas d'un diabète de type 1 rétablit souvent une certaine partie de la fonction des cellules bêta pendant une courte période de temps. Cette période est connue sous le nom de «lune de miel» et elle dure habituellement entre six et douze mois. Au cours de cette période, seules de petites quantités d'insuline sont nécessaires et l'on croit que cela peut prolonger la période de lune de miel. Malheureusement, elle prend habituellement fin de façon assez abrupte lorsque la personne est malade ou vit une autre période de stress quelconque.

Les personnes ayant le diabète de type 1 ont un taux élevé d'anticorps aux cellules d'îlots dans le sang et des analyses en laboratoire peuvent le détecter. Il arrive à l'occasion que des taux élevés d'anticorps soient détectés dans le sang de personnes plus âgées pour lesquelles un diagnostic de diabète de type 2 avait été établi à l'origine, ce qui indique la progression d'une destruction auto-immune des cellules bêta. On peut désigner ces personnes comme ayant un diabète auto-immun de l'adulte afin de distinguer cette forme moins courante du syndrome du type 1. Presque tous les syndromes de type 1 comprennent la destruction auto-immune des cellules bêta et la perte d'insuline qui en résulte, tel qu'il a été décrit précédemment. Toutefois, comme c'est souvent le cas en médecine, des exceptions ont été documentées, et dans la classification de l'ADA, on désigne cette forme très inhabituelle sous le nom de diabète idiopathique de type 1, indiquant ainsi son origine inconnue. Les personnes affectées (qui sont plus susceptibles d'être d'origine africaine ou asiatique orientale) semblent avoir des symptômes du syndrome de type 1 et peuvent présenter une cétose, nécessitant un traitement d'urgence. Toutefois, l'analyse du sang ne révèle aucun anticorps normalement associé au trouble et le traitement requis par ce groupe inhabituel peut changer avec le temps. Il peut même y avoir des périodes au cours desquelles leur diabète peut être contrôlé par des ANTIDIABÉTIQUES ORAUX plus indiqués pour la maladie de type 2.

Il existe un lien génétique significatif dans le développement du diabète de type 1 et les gènes responsables ont été identifiés. Ils sont connus sous le nom de complexe majeur d'histocompatibilité (CMH) de classe II et ils sont situés sur le bras court du chromosome 6. Ils sont responsables de la production des antigènes d'histocompatibilité (HLA), et les personnes ayant un diabète de type 1 déterminé génétiquement produisent certains antigènes qui sont impliqués dans la réponse auto-immune. De nombreuses études ont été menées pour quantifier le risque de développer un diabète de type 1 pour les personnes dont un parent proche est déjà affecté. Certaines des études les plus intéressantes ont porté notamment sur des jumeaux identiques et non identiques et les risques approximatifs sont les suivants :

- mère affectée : 2 à 3 pourcent de risque de diabète de type 1 chez les enfants ;
- père affecté : 5 à 10 pourcent de risque de diabète de type 1 chez les enfants ;
- les deux parents affectés : 30 pourcent de risque de diabète de type 1 chez les enfants ;
- frère ou sœur affectés : 10 pourcent de risque de diabète de type 1 dans la fratrie ;

- jumeau identique affecté : 30 à 50 pourcent de risque de diabète de type 1 chez l'autre jumeau ;

- jumeau non identique : 20 pourcent de risque de diabète de type 1 chez l'autre jumeau.

Ces chiffres démontrent que les facteurs génétiques identifiés jusqu'à présent ne peuvent expliquer toutes les incidences de diabète de type 1. On suppose que les facteurs environnementaux sont importants, notamment les virus (par ex. le Coxsackie B4, la rubéole, le cytomégalovirus), l'exposition *in utero* à l'albumine sérique dans le lait de vache et l'ingestion de nitrosamines dans les aliments fumés pendant la petite enfance. Il s'est cependant avéré difficile de déterminer les causes environnementales avec certitude. Leur rôle semble confirmé par le fait que l'incidence de diabète de type 1 croît dans de nombreux pays, y compris le Royaume-Uni, où le nombre d'enfants de moins de 16 ans ayant été diagnostiqués comme souffrant d'un trouble a doublé au cours du dernier quart du vingtième siècle.

Les personnes ayant le diabète de type 1 sont à risque de succomber à une mort soudaine à la suite à d'un épisode métabolique grave tel que la cétoacidose diabétique, mais en général, uniquement lorsque des circonstances précises sont réunies ou si la condition n'est pas gérée et contrôlée. À long terme, il existe un risque plus élevé de complications diabétiques et de mort à la suite d'une maladie coronarienne ou d'une insuffisance rénale. Toutefois, sur une base individuelle, beaucoup de mesures peuvent être prises pour réduire le risque que ces conditions surviennent et la menace qu'elles représentent.

Diabète de type 2

Plus de 80 pourcent des personnes ayant le diabète en Grande-Bretagne sont atteintes de cette forme (anciennement appelée diabète non insulino-dépendant), tout comme le million de personnes qui « manquent à l'appel » et qui ne sont pas diagnostiquées à l'heure actuelle. Le diabète de type 2 est considéré comme une maladie hétérogène, c'est-à-dire une maladie pouvant résulter de deux anomalies et d'autres facteurs défavorables associés. Une anomalie ou un facteur défavorable peuvent avoir un impact relativement plus important sur une personne que sur une autre et ceci confirme la nécessité d'une approche individuelle lorsqu'il s'agit de traitements. Contrairement au diabète de type 1, dans le cas du diabète de type 2, les personnes ont une insuffisance d'insuline relative plutôt qu'absolue. Toutefois, la maladie est progressive et, dans plusieurs cas, la situation peut empirer avec le temps en ce qui a trait à la sécrétion d'insuline et à l'efficacité de son action. Le diabète de type 2 comporte une longue période « silencieuse » et asymptomatique qui dure de nombreuses années et, habituellement, les personnes ne sont pas diagnostiquées avant la quarantaine (voir plus bas). Au cours de cette période, une quantité suffisante d'insuline est produite ou est assez efficace pour empêcher une cétose mais pas assez pour assurer un traitement normal du glucose. Il s'ensuit donc une hyperglycémie permanente et, très souvent, le développement conséquent de dommages aux tissus et de COMPLICATIONS diabétiques.

Il existe deux sous-groupes au diabète de type 2 qui, bien qu'ils se chevauchent, tendent à avoir des causes sous-jacentes différentes : les deux anomalies favorisantes mentionnées précédemment. Les personnes appartenant au premier sous-groupe, et qui constituent une minorité, sont habituellement minces ou ont un poids normal. Les personnes de ce groupe ont un diabète vraisemblablement attribuable à une déficience de la sécrétion d'insuline. Dans le second sous-groupe, qui représente plus de 75 pourcent des cas, les personnes ont plus souvent un surplus de poids ou sont obèses. L'INSULINORÉSISTANCE est vraisemblablement la principale anomalie dans ces cas. L'insulinorésistance est une caractéristique courante du diabète de type 2 et il est reconnu qu'elle survient surtout après la fixation au récepteur, affectant ainsi les actions qui surviennent à l'intérieur des cellules (voir LE DIABÈTE DANS SON CONTEXTE, plus avant). Il est toutefois nécessaire de préciser que ces distinctions ne sont pas nécessairement clairement définies et autant la déficience de la sécrétion d'insuline que l'insulinorésistance peuvent être en cause dans les deux sous-groupes du diabète de type 2.

On traite des conséquences de l'obésité et de l'importance du contrôle du poids dans un chapitre ultérieur de ce livre. Les experts en médecine s'accordent cependant sur le fait que la hausse croissante des cas d'obésité dans les pays occidentaux est étroitement liée à l'escalade des cas de diabète de type 2 qui atteint des proportions épidémiques. Il est particulièrement préoccupant de constater que le syndrome de type 2 a récemment été détecté chez des adolescents obèses aux États-Unis et au Royaume-Uni. La crainte est que le nombre d'enfants avec un surplus de poids important ou obèses étant beaucoup plus élevé à l'heure actuelle qu'il ne l'était il y a une génération, les cas de diabète de type 2 deviendront beaucoup plus fréquents. En effet, une étude réalisée à Plymouth, au Royaume-Uni, a démontré que 26 pourcent des fillettes de 5 ans ayant participé à l'étude avaient non seulement un surplus de poids, mais elles commençaient également à montrer des signes précoces d'insulinorésistance.

Les personnes présentant le moins de risques sont celles qui vivent dans des pays où les habitants ont un mode de vie et une diète traditionnels. Les personnes les plus à risque sont celles qui sont passées rapidement d'une alimentation traditionnelle à une alimentation occidentale et celles appartenant à des groupes raciaux qui semblent particulièrement vulnérables. Il existe un lien génétique/héréditaire important dans le développement du diabète de type 2, mais les connaissances sur les gènes impliqués sont minimes. Le modèle familial s'établit comme suit :

- un parent affecté : 15 à 40 pourcent de risque qu'un enfant développe un diabète de type 2 et ce risque s'accroît lorsque c'est la mère qui est affectée ;
- les deux parents affectés : 50 à 75 pourcent de risque qu'un enfant développe un diabète de type 2 ;
- jumeau identique affecté : 90 pourcent de risque que l'autre jumeau développe un diabète de type 2.

Les facteurs environnementaux augmentent considérablement le risque de développer un diabète de type 2, en particulier lorsque l'obésité est jumelée à un manque d'exercice. Le tabagisme est également un facteur de risque, tout comme le fait d'avoir un faible poids à la naissance en raison d'une nutrition fœtale inadéquate, en particulier si la personne développe un surplus de poids au cours de sa vie adulte. Certains troubles endocriniens (hormonaux), traitements médicamenteux, antécédents d'intolérance au glucose ou d'INSULINORÉSISTANCE, et, chez les femmes, le DIABÈTE GESTATIONNEL sont d'autres facteurs prédisposants. Tel qu'il a été mentionné précédemment, les signes et les symptômes du diabète de type 2 varient grandement, selon l'étape de la progression du dérèglement et l'importance de la perte d'insuline. Lorsqu'ils sont présents, ils comprennent habituellement des symptômes osmotiques et de la fatigue, des troubles de vision et, éventuellement, des infections récurrentes. Il n'y a aucune perte de poids ni cétonurie et la personne est habituellement d'âge moyen ou avancé. Les COMPLICATIONS diabétiques sont assez souvent présentes lors du diagnostic, ce qui prouve qu'il arrive fréquemment que le syndrome ne soit identifié qu'à un stade avancé, lorsque les tissus sont déjà endommagés.

AUTRES FORMES DE DIABÈTE SUCRÉ
Défauts génétiques affectant les cellules bêta du pancréas, par ex. le diabète non insulino-dépendant chez les jeunes (MODY – Maturity Onset Diabetes of the Young)

Il s'agit d'une forme peu courante de diabète qui a fait l'objet de recherches approfondies au cours des dernières années. Bien qu'à première vue le MODY ressemble au diabète de type 2, il existe un certain nombre de différences importantes. Le MODY apparaît chez les enfants et les jeunes adultes, avant l'âge de 25 ans, et dans la plupart des cas, au moins un ou deux autres membres de la famille immédiate sont affectés. Il est d'origine entièrement génétique et les anomalies (ou mutations) des gènes responsables ont été identifiées. Les facteurs environnementaux ne contribuent pas au MODY et les personnes affectées ont un poids normal et sont rarement obèses. Cinq sous-groupes de MODY ont été identifiés (MODY 1, 2, 3, 4 et 5, selon les mutations précises dans les gènes responsables) et désignent des diabètes de divers degrés de gravité. Le traitement varie donc en conséquence ; une forme pouvant être contrôlée grâce à une diète tandis que les autres nécessitent une thérapie médicamenteuse ou à l'insuline. Le risque de complications varie également selon la forme de MODY. Dans une famille affectée sur cinq, le défaut génétique n'a pas encore été identifié. Il est donc probable que des sous-groupes additionnels de MODY seront identifiés ultérieurement lorsque les mutations auront été identifiées. Le modèle de transmission à l'œuvre dans le cas du MODY est qualifié d'« autosomique dominant » et l'enfant dont le parent est affecté a 50 pourcent de risque de développer le diabète. On a déjà laissé supposer qu'un dépistage génétique des enfants dont un parent est atteint du MODY serait utile, mais il existe également des préoccupations à l'effet que ceci pourrait soulever plus de problèmes qu'en résoudre. Bien qu'il soit possible d'identifier les enfants « à risque » ayant une anomalie génétique prédisposant au MODY, il est loin d'être certain qu'un traitement préventif puisse être efficace.

Défauts génétiques de l'action de l'insuline, par ex. le lépréchaunisme et le syndrome de Rabson-Mendenhall

Il existe un certain nombre d'anomalies génétiques rares qui affectent les récepteurs d'insuline et qui entraînent un grave dérèglement de leur structure et de leur fonction. Une insulinorésistance et un diabète graves sont typiques dans le cas de ces syndromes, ainsi que diverses autres caractéristiques métaboliques.

Maladies du pancréas exocrine, par ex. la pancréatite, la fibrose kystique et l'hémochromatose

Le pancréas est vulnérable à un certain nombre de conditions et de troubles qui, lorsqu'ils sont graves, peuvent causer le diabète secondaire. La *pancréatite* (inflammation du pancréas) peut être aiguë (et temporaire habituellement), ou chronique et persistante (souvent causée par l'alcoolisme). Les personnes souffrant d'une condition chronique risquent de développer un diabète, tout comme les personnes atteintes du cancer du pancréas et les patients qui ont subi une ablation chirurgicale (pancréatectomie) totale ou partielle dans le cadre d'un traitement. La fibrose kystique est une condition qui affecte toutes les glandes du corps, y compris le pancréas. L'amélioration des traitements pour les personnes qui en souffrent ainsi que l'espérance de vie accrue signifient que le diabète est une complication courante qui apparaît habituellement à l'adolescence ou au début de l'âge adulte et qui nécessite éventuellement une thérapie à l'insuline. L'hémochromatose est un dérèglement métabolique génétique rare caractérisé par le dépôt de fer dans divers organes, dont le foie et le pancréas. Environ la moitié des personnes affectées développent un diabète qui nécessite un traitement à l'insuline. Ce diabète est parfois appelé «diabète bronzé» en raison de la pigmentation inhabituelle de la peau qui caractérise l'hémochromatose. Le diabète n'est que l'une des complications graves que ce dérèglement entraîne, et les personnes affectées nécessitent un traitement intensif.

Diabète se développant dans le contexte d'une endocrinopathie

Les endocrinopathies (maladies causées par le dérèglement des *glandes endocrines*) et, en particulier, les conditions auto-immunes telles que la *maladie de Graves*, l'acromégalie et le *syndrome de Cushing*, affectent principalement les glandes qui sécrètent des hormones, ce qui cause des déséquilibres hormonaux qui affectent la production et l'action de l'insuline. Tout indique également que les personnes atteintes du diabète de type 1 ont plus de risques de développer d'autres troubles auto-immuns. De même, les personnes souffrant de ces troubles ont un risque plus élevé de développer un diabète qui nécessitera éventuellement un traitement à l'insuline ou une INSULINORÉSISTANCE ou une INTOLÉRANCE AU GLUCOSE.

Certains autres troubles auto-immuns, par ex. *la maladie d'Addison*, l'hypothyroïdie primaire et ce qu'on appelle le syndrome de l'homme raide, sont associés à une sensibilité accrue à l'insuline et donc à l'HYPOGLYCÉMIE. Les personnes atteintes du diabète de type 1 ont plus de risques de développer ces types de troubles.

La maladie cœliaque ou entéropathie au gluten est une autre condition auto-immune présentant des similarités avec le diabète. Il s'agit d'une cachexie dans laquelle les intestins sont incapables d'absorber le gras. Cette malabsorption peut entraîner une hypoglycémie et les symptômes sont causés par une intolérance à la protéine – le gluten – que l'on trouve dans la farine de blé et de seigle, qui endommage la muqueuse des intestins. Elle peut être traitée en observant de façon permanente une diète stricte sans gluten, mais certaines personnes ont également besoin d'une thérapie à l'insuline.

Diabète causé par les médicaments ou les produits chimiques, par ex. les coticostéroïdes, les diurétiques thiazidiques et les bêta-bloquants

Un assez grand nombre de traitements médicamenteux sont liés au développement de l'intolérance au glucose, de l'insulinorésistance ou du diabète. En outre, lorsque des personnes déjà atteintes du diabète consomment ces médicaments, cela peut entraîner une baisse du contrôle glycémique de sorte qu'une personne atteinte d'un syndrome de type 2 contrôlé auparavant par la prise de comprimés puisse devoir prendre de l'insuline. Il se peut que certains patients soient plus à risque de développer une intolérance au glucose, une insulinorésistance ou un diabète, ou n'aient pas encore été diagnostiqués à cet effet au début du traitement médicamenteux. Plusieurs de ces médicaments sont utilisés dans le traitement de conditions graves qui ont un lien connu avec le diabète, telles que les troubles hormonaux, l'hypertension et les maladies cardiovasculaires.

Diabète causé par des infections, par ex. la rubéole

Diverses infections virales ont été associées au développement du diabète de type 1. L'infection d'un fœtus par la rubéole entraîne de 20 à 40 pourcent de risques de développer un diabète auto-immun durant l'enfance.

Formes peu courantes de diabète d'origine immunologique

Il s'agit là de troubles rares, tels que le syndrome de l'homme raide, associés au développement du diabète.

Autres syndromes génétiques qui peuvent conférer un plus grand risque de diabète

Un certain nombre d'anomalies chromosomiques héréditaires comportent un risque plus élevé de diabète, notamment le *syndrome de Down*, le *syndrome de Turner*, le *syndrome de Klinefelter*, l'*ataxie de Friedreich*, le diabète néonatal, et les syndromes mitochondriaux transmis par la lignée maternelle.

Diabète sucré gestationnel : lorsque le diabète est diagnostiqué pendant la grossesse

Il s'agit ici d'une catégorie spéciale qui comprend l'INTOLÉRANCE AU GLUCOSE et le diabète transitoire, déclenchés et diagnostiqués au cours de la grossesse mais qui se résorbent après l'accouchement, et le diabète qui était présent auparavant mais qui n'est exposé qu'au moment de la grossesse. Bien que le diabète transitoire et l'intolérance au glucose disparaissent habituellement après l'accouchement, les femmes affectées ont plus de risques de développer le diabète de type 2 éventuellement. Les femmes avec un diabète non diagnostiqué sont habituellement des mères plus âgées ayant un surplus de poids ou souffrant d'obésité, et dans presque tous les cas, elles sont affectées du syndrome de type 2. Ces femmes continuent de nécessiter un traitement pour leur diabète après l'accouchement. Un petit nombre de femmes, habituellement jeunes, ayant développé un diabète gestationnel sont atteintes du syndrome de type 1. On soupçonne que les changements métaboliques qui surviennent au cours de la grossesse (qui favorisent le diabète chez toutes les femmes) exacerbent ou tout au moins révèlent l'existence d'un diabète qui n'avait pas encore provoqué de symptômes.

L'incidence de diabète gestationnel varie selon les populations et les groupes raciaux. Les femmes de l'Asie du sud sont deux fois plus affectées (4 à 5 pourcent) que ne le sont les Européennes blanches (1 à 2 pourcent). Les femmes appartenant à certains groupes raciaux (par ex. les Latino-Américaines) qui développent un diabète gestationnel qui se résorbe sont tout de même plus à risque de développer plutôt rapidement un diabète de type 2.

Il est question des soins spéciaux des femmes enceintes ayant le diabète au Chapitre 10. Les catégories moins courantes de diabète (secondaire) décrites précédemment ont été présentées à titre d'information. Le traitement de ces conditions peut nécessiter une approche ciblant plusieurs éléments, le contrôle du diabète n'étant que l'un d'eux. L'information présentée dans les chapitres suivants a trait surtout aux formes plus courantes de diabète, type 1 et type 2, qui sont également plus connues.

CONDITIONS QUI CONTRIBUENT ET SONT ÉTROITEMENT LIÉES AU DIABÈTE

Les conditions décrites plus bas sont souvent des composantes du diabète (en particulier du syndrome de type 2) et peuvent elles-mêmes contribuer à la condition.

Insulinorésistance

Nous avons déjà vu que la résistance aux effets de l'insuline, qui semble habituellement survenir au-delà du site des récepteurs, joue un rôle important dans le diabète de type 2. L'insulinorésistance est définie comme la réduction de la réponse ou de la sensibilité à une quantité physiologique d'insuline (c.-à-d., une quantité qui devrait avoir un effet identifiable). On soupçonne une insulinorésistance lorsqu'une analyse de plasma sanguin veineux après un jeûne révèle un taux anormalement élevé d'insuline (hyperinsulinémie) parallèlement à un taux de glycémie normal ou élevé. La sensibilité à l'insuline peut être déterminée grâce à une technique de laboratoire appelée le clamp euglycémique hyperinsulinique. Il s'agit d'infuser une certaine quantité d'insuline en même temps que l'on administre du dextrose (une forme de sucre). Plus la demande en sucre est grande pour arriver à maintenir un taux normal de glycémie pendant la période de taux d'insuline élevé en raison de l'infusion, plus la sensibilité à l'insuline est élevée. Les études laisse supposer que le degré de sensibilité à l'insuline varie considérablement chez des personnes apparemment en santé, et l'insulinorésistance en tant que telle ne cause aucun symptôme. De fait, environ un quart des participants présentaient des degrés d'insulinorésistance comparables à ceux des personnes ayant une intolérance au glucose ou un diabète de type 2. On sait qu'une hyperinsulinémie soutenue, comme dans le cas de l'insulinorésistance, accroît le risque de développer des complications cardiovasculaires. L'insulinorésistance augmente de façon naturelle à la puberté et lors de la grossesse, mais chez une personne en santé, cette augmentation est compensée par une production accrue d'insuline. La sensibilité revient à la normale une fois que ces états ont pris fin. L'insulinorésistance peut également être causée par des médicaments et survient beaucoup plus souvent chez des personnes obèses, en particulier chez celles qui ont des dépôts de graisse dans la région de l'abdomen ou sur le haut du corps. Ce type d'obésité est étroitement lié également à l'incidence de diabète de type 2. On estime de plus que le manque d'exercice et le tabagisme peuvent aggraver l'insulinorésistance dans certains cas.

Syndrome de l'insulinorésistance

Ce syndrome a été décrit pour la première fois en 1988 et porte différents noms (syndrome de Reaven, syndrome métabolique, syndrome X). Il est constitué de différentes composantes et, habituellement, plus d'une composante est présente chez les personnes affectées. Les principales caractéristiques, identifiées en 1988, sont :

- intolérance au glucose ou diabète de type2 ;
- réduction du degré/taux de traitement du glucose par l'insuline ;
- hyperinsulinémie ;
- hypertension essentielle (pression artérielle élevée) ;
- faible concentration plasmique de lipoprotéines à haute densité ;
- hypertriglycéridémie (taux élevés de gras triglycérides dans le sang).

Depuis 1988, d'autres facteurs considérés importants ont été ajoutés, dont l'obésité abdominale et l'altération de la fibrinolyse, un processus par lequel de minuscules caillots de sang sont détruits. Le syndrome de l'insulinorésistance confère un risque beaucoup plus élevé d'*athérosclérose* ou de dépôt dans les artères et de maladie coronarienne. Les personnes ayant un diabète de type 2 ou une INTOLÉRANCE AU GLUCOSE présentent souvent des caractéristiques du syndrome (telles que l'HYPERTENSION). Il est nécessaire de traiter ces conditions parallèlement au diabète lorsqu'elles apparaissent afin de réduire le risque de maladie cardiovasculaire.

Syndrome des ovaires polykystiques

Chez les femmes, la condition relativement courante appelée syndrome des ovaires polykystiques, dans laquelle les follicules des ovaires n'arrivent pas à produire des ovules à maturité et développent de multiples petits kystes, peut parfois être liée à l'insulinorésistance. Le syndrome des ovaires polykystiques est causé par un déséquilibre hormonal qui entraîne une disponibilité anormalement élevée d'hormones sexuelles masculines (*androgènes*, surtout de la *testostérone*) qui peuvent stimuler une pilosité masculine chez certaines femmes. Normalement, les ovaires produisent de minuscules quantités d'androgènes qui sont «nettoyées» par des protéines appelées globulines. On croît qu'il est possible que l'hyperinsulinémie de l'insulinorésistance stimule la production de testostérone par les ovaires et inhibe la production de globuline. Ceci permet une plus grande disponibilité de testostérone, ce qui provoque les symptômes du syndrome des ovaires polykystiques. Tout indique que les femmes affectées sont plus susceptibles de développer un diabète de type 2. De plus, les femmes atteintes du DIABÈTE GESTATIONNEL sont plus à risque de développer le syndrome des ovaires polykystiques.

Obésité abdominale (ou viscérale)

Tel qu'il a été noté, il existe un lien étroit entre l'obésité et le diabète de type 2, et l'on croit que la graisse abdominale ou sur le haut du corps peut être un facteur particulièrement important. Toutefois, bien que ce modèle de répartition des graisses se rencontre plus souvent chez l'homme que chez la femme (chez qui la graisse se répartit plus fréquemment au-dessous de la taille), l'incidence de diabète de type 2 est apparemment la même chez les deux sexes. La principale fonction des adipocytes abdominaux (cellules adipeuses) est de stocker les triglycérides comme réserve d'énergie en cas de besoin. (*Voir* LE DIABÈTE DANS SON CONTEXTE plus avant) Tout indique que ces cellules adipeuses ont une activité métabolique différente de celle des autres cellules adipeuses ailleurs dans le corps, en particulier en ce qui concerne leur sensibilité à certaines hormones. Elles se sont révélées plus résistantes à l'insuline mais elles démontrent une plus grande sensibilité aux catécholamines (hormones de compensation) qui agissent contre l'insuline. Certains experts estiment donc que l'obésité abdominale favorise le type d'insulinorésistance qui caractérise souvent le diabète de type 2, bien que ce ne soit probablement qu'un facteur contributif qui ne suffise pas à causer le diabète.

Hypertension

Une pression artérielle élevée peut survenir seule mais elle caractérise souvent le diabète de type 2 et le syndrome d'insulinorésistance. De façon moins courante, elle peut également être associée au syndrome de type 1. On croit que les conséquences physiologiques et métaboliques de l'insulinorésistance et du diabète de type 2 favorisent le développement de l'hypertension et que les deux sont étroitement liés (*voir* Chapitre 9).

2

PREMIER DIAGNOSTIC
ET SOINS PRÉCOCES

DIAGNOSTIC ET ORIENTATION

C'est souvent l'omnipraticien qui, le premier, soupçonne, identifie ou diagnostique le diabète. Tel qu'il a été noté précédemment, le patient peut être venu consulter le médecin avec des symptômes marqués qui signalent la condition. Toutefois, il est assez courant que le diabète soit révélé lors d'un examen de routine. Habituellement, un échantillon d'urine aura été analysé (avec une bandelette qui change de couleur en présence de glucose) et un résultat positif aura incité le médecin à rechercher d'autres signes de diabète. La *glycosurie* en soi ne constitue pas un diagnostic de diabète et, plus important encore, son absence à un moment précis ne signifie pas nécessairement qu'il n'y a pas de diabète. De nombreux facteurs peuvent influencer la glycosurie, y compris certains traitements médicamenteux, l'apport en liquide et la concentration de l'urine et, plus significatif, le seuil rénal du glucose. Le seuil rénal est le degré, ou la concentration, auquel le glucose est réabsorbé dans le corps au cours du processus de filtration dans les reins. Les personnes ayant un seuil rénal faible, les enfants en santé notamment, ont donc plus de chances de présenter une glycosurie. À l'inverse, les personnes âgées ont bien plus de chances d'avoir un seuil rénal élevé et la glycosurie peut être absente même dans le cas d'un diabète. C'est pourquoi il est courant d'effectuer un test par piqûre au doigt pour la glycémie (semblable à celui utilisé pour la surveillance à domicile dans le cas d'un diabète établi). Si les résultats indiquent la probabilité d'un diabète, la personne est orientée vers la clinique du diabète locale qui est souvent rattachée à un hôpital. Si la situation est urgente – la personne présente des symptômes osmotiques graves ou de la cétonurie, se sent mal, ou est jugée à risque de COMPLICATIONS MÉTABOLIQUES AIGUËS –, des arrangements sont faits pour qu'elle soit admise d'urgence à l'hôpital. Si la personne n'est pas à risque, le rendez-vous à la clinique se fera le plus rapidement possible. Les personnes ayant un diabète de type 1 sont traitées de façon prioritaire et sont habituellement vues immédiatement.

Le personnel dans une clinique du diabète rattachée à un hôpital comprend souvent :

- un diabétologue consultant (spécialiste du diabète) ;

- des infirmières spécialistes en diabète (Les infirmières spécialistes ont une formation avancée couvrant tous les aspects des soins du diabète, y compris l'éducation des patients, l'administration et la surveillance du traitement et la modification des doses, la gestion de tous les aspects du diabète et de ses complications à long terme, et l'orientation vers les spécialistes s'il y a lieu. L'infirmière est la personne avec laquelle le patient est le plus en contact et elle peut également effectuer des visites à domicile et des soins communautaires.) ;

- un diététiste ;

- un podiatre (spécialiste des soins des pieds) ;

Les patients diabétiques peuvent également devoir consulter d'autres spécialistes de temps à autre, en particulier lorsqu'il s'agit de complications de leur condition. Ceux-ci peuvent notamment être :

- un cardiologue (spécialiste du cœur) ;

- un chirurgien vasculaire (spécialiste des vaisseaux sanguins affectés et endommagés) ;

- un néphrologue (spécialiste des maladies des reins) ;

- un ophtalmologiste (spécialiste des yeux).

Vivre avec le diabète peut avoir un impact PSYCHOLOGIQUE considérable et les risques d'une dépression sont beaucoup plus élevés que chez la moyenne des gens. Certaines personnes bénéficient de counseling psychologique, et le personnel à la clinique du diabète est en mesure d'orienter les patients vers un psychologue ou un psychothérapeute lorsque cela est jugé utile ou nécessaire (*voir* Chapitre 11, LES ASPECTS PSYCHOLOGIQUES DU DIABÈTE).

PREMIÈRE CONSULTATION

La première consultation à la clinique requiert habituellement plus de temps que les rendez-vous subséquents. Les membres de l'équipe clinique doivent acquérir et transmettre beaucoup d'information, ainsi que prévoir du temps pour la discussion. Il est nécessaire de brosser un tableau aussi complet que possible, non seulement des antécédents médicaux de la personne mais également de sa famille et de son environnement social, de son travail, et de son style de vie. Un examen physique complet est nécessaire. Suffisamment de temps est prévu pour discuter et répondre aux inévitables questions soulevées, le but étant de soulager l'anxiété et de jeter les bases d'une bonne relation pour l'avenir. Les questions et les sujets de discussions peuvent concerner :

- les symptômes, s'il y en a ; les conséquences des taux de glycémie ; les explications sur le diabète ;

- la diète et le style de vie ; la consommation d'alcool ; le tabagisme ; le style d'exercice actuel ; l'occupation et la nature des tâches au travail ; la consommation de médicaments, d'ordonnance et autres ;

- les antécédents familiaux de diabète, s'il y a lieu ;

- chez les femmes, les antécédents obstétriques ; le DIABÈTE GESTATIONNEL ; le poids des enfants à la naissance ; l'historique des menstruations ;

- les conditions médicales existantes et leur traitement ;

- un examen physique qui comprendra :

  ◦ la taille et le poids (calcul de l'indice de masse corporelle, utilisé pour déterminer la présence d'obésité) ;

  ◦ la pression artérielle, enregistrée en position couchée et debout ;

  ◦ les signes et symptômes de COMPLICATIONS diabétiques, par ex. l'examen des pieds et des yeux. (Les personnes ayant un diabète de type 2 sont bien plus à risque de présenter des complications au moment du diagnostic.)

Bien qu'il soit souvent possible de confirmer la catégorie de diabète au cours de la consultation, ce n'est pas toujours aussi simple. Comme nous l'avons vu, le diabète est une condition dont les limites se chevauchent et qui peut présenter des exceptions confirmant la règle. Du pont de vue clinique, la plus importante décision à prendre consiste à déterminer la ligne d'action à suivre et, en particulier, si la personne nécessite un traitement à l'insuline immédiatement. Les patients atteints du diabète de type 1, qui, par définition, est insulino-dépendant, auront presque certainement besoin d'insuline sur-le-champ. Il arrive cependant que les résultats soient équivoques, peut-être parce que le diabète a été décelé tôt pendant que la personne produit encore de l'insuline et qu'aucun symptôme classique n'est présent. Une telle personne peut très bien commencer par la prise d'antidiabétiques oraux, mais elle nécessitera de l'insuline ultérieurement. À l'inverse, une personne atteinte de diabète de type 2 peut présenter des résultats sanguins et des symptômes qui indiquent le besoin d'un traitement à l'insuline, en particulier si elle se trouve en épisode de maladie. Plus tard, cependant, il sera peut-être possible de contrôler le diabète avec une combinaison de diète et de médicaments.

En se fondant sur leurs conclusions et leur évaluation clinique, les membres de l'équipe de soins cliniques du diabète élaboreront un premier programme de traitement avec la collaboration de la personne concernée, en tenant compte du fait que des ajustements puissent être nécessaires ultérieurement. Le traitement vise à :

- soulager les symptômes du diabète, s'ils sont présents ;
- prévenir les complications diabétiques (ou ralentir leur progression) et soulager leurs symptômes ;
- enseigner à la personne atteinte de diabète de type 1 comment reconnaître les signes de l'hypoglycémie et y remédier ;

- dans une perspective à plus long terme, aider la personne à mener une longue vie active et remplie ;
- tenter d'accomplir tout ceci en dérangeant le moins possible le cours normal de la vie.

COMPRENDRE ET GÉRER LE DIABÈTE

Réussir à traiter et à gérer le diabète dépend grandement de la motivation et de l'engagement positif de la personne affectée. L'élément d'autogestion étant considérable, la personne ayant le diabète doit donc acquérir des connaissances sur sa condition et comprendre pourquoi on lui conseille de suivre une ligne d'action donnée. La participation de la famille est également une très bonne idée, et l'éducation sur tous les aspects de la condition représente une partie importante du travail de l'équipe de soins cliniques du diabète. On demande habituellement à la personne diabétique qu'elle vienne au premier examen-entretien en compagnie d'un proche membre de sa famille afin que le processus d'éducation puisse s'enclencher immédiatement. Il y a plusieurs aspects importants à cela, mais le plus important demeure qu'il devrait être adapté aux besoins de la personne concernée. Il s'agit d'un processus continu et les exigences risquent de changer avec le temps. Après la première rencontre, de nombreuses cliniques offrent des séances de groupe sur les aspects courants liés au fait de VIVRE AVEC LE DIABÈTE et prévoient assez de temps pour discuter. Ces séances peuvent s'avérer très utiles ; elles permettent de développer de nouvelles amitiés et de partager des expériences de façon informelle et agréable. Il existe une variété de matériel éducatif traitant des différents aspects du diabète, y compris des brochures, des livres et des vidéos, lesquels sont une source d'information utile à laquelle on peut se référer à la maison.

Au cours de la première rencontre, l'éducation générale vise, entre autres, à :

- établir une bonne relation ou un bon partenariat avec la personne et écouter son point de vue ;

- explorer les croyances actuelles que la personne entretient au sujet du diabète et d'autres enjeux en santé afin de pouvoir corriger toute inexactitude ;

- tenter de connaître la personne dans son ensemble en parlant de la famille, des responsabilités au travail, des croyances culturelles et religieuses, etc., toutes choses qui peuvent affecter sa capacité de gérer son diabète ;

- expliquer clairement la nature du diabète et les raisons qui justifient un programme de traitement proposé et qui est susceptible de comprendre certains des éléments suivants : diète et contrôle du poids, changements du style de vie, exercice, et traitement médicamenteux ou à l'insuline ;

- fixer des objectifs réalistes, élaborés en partenariat, que la personne estime atteignables ;

- expliquer et démontrer tous les aspects de la gestion et du traitement, dont probablement la SURVEILLANCE DE LA GLYCÉMIE À DOMICILE, l'ANALYSE D'URINE À DOMICILE, à quel moment prendre des comprimés et les effets qu'ils auront, à quel moment et comment s'injecter de l'insuline, et le type et la nature de l'insuline utilisée. Tout ceci sera travaillé de façon à s'intégrer au quotidien de la personne ;

- s'assurer que la personne comprend l'importance de venir aux rendez-vous subséquents et la façon de communiquer rapidement avec l'équipe de soins du diabète, en cas de besoin ;

• demander à la personne comment elle se sent face au diagnostic du diabète afin d'évaluer son état d'esprit et de la rassurer s'il y a lieu.

Les facteurs PSYCHOLOGIQUES ont un impact important sur le traitement et la gestion du diabète. La personne peut se trouver en état de choc au moment du diagnostic et elle peut trouver difficile d'assimiler l'information qu'on lui fournit. Il est très important que ceci soit reconnu et que la personne soit traitée de façon humaine et qu'elle se sente soutenue par l'équipe clinique. Il est possible que beaucoup de temps soit requis pour discuter des craintes de la personne et pour travailler à développer son estime de soi et sa confiance en sa capacité de composer avec la situation. La quantité d'information transmise la première fois peut donc se limiter au strict nécessaire et la personne peut éventuellement être orientée vers du counseling ou des soins psychologiques.

3

TRAITEMENT DIÉTÉTIQUE ET TRAITEMENT MÉDICAMENTEUX

Le diabète de type 1 peut être traité au moyen d'une MODIFICATION DIÉTÉTIQUE ou d'une THÉRAPIE NUTRITIONNELLE et d'un TRAITEMENT À L'INSULINE. Le diabète de type 2 peut être traité au moyen d'une modification diététique uniquement, d'une modification diététique et d'une thérapie médicamenteuse (avec des antidiabétiques oraux), d'une modification diététique et d'une thérapie combinée à l'insuline et médicamenteuse, ou d'une modification diététique et d'une thérapie à l'insuline. Dans ce dernier cas, on qualifie le diabète de diabète de type 2 traité à l'insuline, à distinguer du diabète de type 1 insulino-dépendant. Bien que cela ne constitue pas une méthode de traitement en soi, l'EXERCICE sur une base régulière joue un rôle important dans la gestion globale du diabète. Le présent chapitre présente les traitements au moyen d'une diète et de médicaments (avec une courte section sur le traitement chirurgical dans de rares cas de conditions avancées), et le Chapitre 4 concerne le traitement à l'insuline.

MODIFICATION DIÉTÉTIQUE OU THÉRAPIE NUTRITIONNELLE

La modification diététique constitue une partie importante du traitement et de la gestion de tous les types de diabète. Dans le cas du diabète de type 2, cela est presque toujours lié à la nécessité de perdre du poids étant donné que la majorité (75 pourcent) des personnes ayant ce syndrome ont un surplus de poids ou sont obèses. Donc, bien que les raisons sous-jacentes puissent varier légèrement, les conseils relatifs à la diète sont essentiellement les mêmes pour toutes les formes de diabète. En outre, une bonne diète pour les gens atteints de diabète correspond exactement aux lignes directrices pour une saine alimentation à l'intention de la population en général. Il peut s'avérer utile de s'assurer que les personnes qui viennent d'être diagnostiquées sentent qu'elles doivent suivre un régime d'«alimentation saine» plutôt qu'une «diète pour diabétiques» et que ce régime est bon pour tout le monde également! En fait, toute la notion de «diète pour diabétiques» est maintenant considérée comme dépassée, tout comme quelque besoin que ce soit pour des «aliments pour diabétiques» spéciaux. Ceux-ci sont toujours en vente, surtout en pharmacie, mais ils sont coûteux et superflus étant donné que la personne avec le diabète peut combler tous ses besoins nutritionnels avec des aliments ordinaires.

L'objectif général visé par une modification diététique dans le cas du diabète peut se résumer comme suit :

- améliorer le métabolisme des glucides et des gras afin de maintenir les taux de glycémie à un niveau acceptable ;
- atteindre un poids corporel approprié (en fonction de l'âge, de l'état de santé, etc.). Cet élément seul permet souvent d'améliorer le contrôle du glucose dans le cas du diabète de type 2 ;

- réduire le nombre d'occurrences d'HYPOGLYCÉMIE (chez ceux traités à l'insuline ou aux SULFONYLURÉS) ;
- aider à prévenir ou à ralentir le développement de COMPLICATIONS diabétiques ;
- réduire les risques de maladie du système circulatoire et d'HYPERTENSION (par le contrôle du poids, souvent combiné à de l'exercice physique).

Chaque personne nouvellement diagnostiquée rencontrera un diététiste afin que ses besoins puissent être évalués. Les habitudes alimentaires et le style de vie seront discutés en détail et des ajustements faciles à intégrer seront suggérés dans le but d'améliorer le diabète. Si la personne doit perdre du poids, des façons judicieuses d'y arriver seront examinées et intégrées au plan diététique. Au départ, les personnes accumulent souvent un surplus de poids parce qu'elles se fient trop à des aliments riches en gras (saturés) et en sucre. Le changement pour une façon plus saine de s'alimenter, en particulier lorsqu'il est combiné à plus d'exercice, entraînera habituellement une perte de poids progressive et soutenue sans que la personne doive avoir faim. En fait, la thérapie nutritionnelle dans le cas du diabète vise essentiellement à créer des habitudes alimentaires que la personne perçoit comme rapides à adopter, et à établir un objectif de perte de poids réaliste et atteignable, s'il y a lieu. Normalement, les diètes sévères limitant le nombre de calories, la dépendance aux médicaments, ou des mesures chirurgicales extrêmes n'ont pas leur place ici, sauf dans de très rares circonstances.

CONSEILS POUR LA DIÈTE

De façon générale, les conseils diététiques pour une personne nouvellement diagnostiquée comprendront vraisemblablement de :

• Prendre trois repas par jour bien espacés, de préférence aux mêmes heures et ne pas sauter de repas. Ceci est particulièrement important pour les personnes traitées à l'insuline ou à la catégorie des ANTIDIABÉTIQUES ORAUX connus sous le nom de SULFONYLURÉS. Ces personnes auront probablement besoin de collations additionnelles, au coucher, par exemple, afin de réduire le risque d'HYPOGLYCÉMIE.

• Réduire la consommation de sucre et éviter les aliments sucrés. L'avis de nos jours est qu'il n'est pas nécessaire d'éviter tout sucre, ceci étant très difficile de toute façon, mais plutôt de changer pour des variétés d'aliments ou de boissons préparés à faible teneur en sucre ou sans sucre. Les édulcorants devraient être utilisés dans le café, le thé ou les aliments cuisinés à la maison tels que les compotes de fruits, les flans, etc. De nombreuses recettes peuvent être adaptées afin de contenir moins de sucre (et de gras) pour que les aliments préférés puissent être dégustés de façon modérée. De petites quantités de sucreries ou de chocolat sont habituellement permises, dans la mesure où ce n'est qu'avec modération et après un repas riche en glucides. Les personnes atteintes du diabète de type 1 doivent parfois consommer une forme de sucre (souvent une boisson sucrée, de la confiture, du miel ou des sucreries avec du glucose) afin de traiter une attaque HYPOGLYCÉMIQUE ou « hypo ».

• Manger plus d'aliments contenant de l'amidon et des fibres. L'amidon est un glucide complexe qui nécessite davantage de temps que le glucose pour être digéré et absorbé dans la circulation sanguine ; ce qui est particulièrement pratique dans le cas du diabète parce que cela évite les « pics » des taux de glycémie qui tendent à survenir lorsque la personne mange des glucides simples tels que du sucre. La consommation d'amidon, en particulier lorsqu'il est combiné à des fibres, ralentit la digestion et permet de fournir de l'énergie de façon constante et soutenue, ce qui est tout indiqué dans le cas du diabète, surtout pour les personnes qui prennent de l'insuline. De bonnes sources d'amidon sont notamment les céréales, le pain, les pâtes, les pommes de terre, les légumineuses, etc. Chez les diabétiques, ces aliments devraient représenter 55 pourcent du total des calories absorbées. Ce pourcentage n'est que légèrement supérieur à celui recommandé pour la population en général qui est de 50 pourcent. De nombreux aliments riches en amidon sont également de bonnes sources de fibres et cela s'avère particulièrement vrai dans le cas des variétés complètes des aliments mentionnés précédemment et, par exemple, des pommes de terre avec leur pelure. Une diète qui comporte beaucoup de fibres est bénéfique pour tout le monde et on considère maintenant qu'elle peut protéger contre les maladies de la partie inférieure du côlon, dont le cancer. Les aliments à haute teneur en fibres sont nourrissants sans être riches et constituent un choix idéal pour ceux qui doivent perdre du poids. Les fibres ralentissent l'ingestion et le processus de digestion, encourageant ainsi la personne à manger seulement ce dont elle a besoin et permettant une absorption de glucose soutenue par le sang, ce qui est particulièrement pratique dans le cas du diabète. Il existe deux formes de fibres : les insolubles et les solubles. Les fibres insolubles comprennent le blé et le son de céréales et le cellulose que l'on trouve dans les légumes verts. La meilleure façon d'en incorporer davantage dans la diète est de choisir les variétés complètes ou de blé entier des aliments de base et d'essayer de manger plus de légumes. Les fibres solubles se trouvent dans l'avoine, les fruits, les pois, les haricots, les lentilles et autres légumineuses. Tout indique qu'elles réduisent les taux de cholestérol sanguin et de triglycérides et qu'elles amélioraient les profils de glycémie ; cela, à son tour, réduit le risque d'athérosclérose et donc de maladie cardiovasculaire, ce qui est particulièrement important dans le cas du diabète.

- Manger davantage de fruits et de légumes frais et de salades. Il est recommandé à tout le monde de manger au moins cinq portions de fruits et de légumes frais chaque jour (sans compter les pommes de terre) et ces aliments sont très importants dans le cas du diabète. Ils fournissent des glucides et des fibres solubles, mais également des vitamines, des minéraux et des antioxydants qui sont bons pour la santé et peuvent aider à protéger contre les maladies cardiovasculaires et certains cancers. Les fruits sont une collation idéale pour une personne ayant le diabète et peuvent être utiles dans le cadre d'un programme de perte de poids étant donnés qu'ils sont faibles en gras et en calories. Bien qu'ils contiennent du sucre (sous forme de fructose), les fruits ont peu d'effets en général sur les taux de glycémie. Les personnes avec le diabète de type 1 peuvent en manger pour remplacer d'autres formes de glucides.

- Adopter une alimentation faible en gras (et non sans gras) et, surtout, réduire la consommation de gras saturés. Les gras saturés sont ceux que l'on trouve dans la viande rouge, le beurre, le lait entier, le fromage et la crème et certains autres produits laitiers, et ils sont «cachés» dans de nombreux aliments préparés tels que les pâtés, les saucisses, les biscuits, les gâteaux, etc. La consommation excessive de gras saturés dans l'alimentation occidentale est considérée comme responsable de nombreux cas de maladies cardiovasculaires. Ces gras contribuent également en grande partie au développement de l'obésité et de ses conséquences, qui peuvent comprendre le développement de l'insulinorésistance et du diabète de type 2. Les gras polyinsaturés et monoinsaturés, tels que ceux que l'on trouve dans les huiles végétales (tournesol, olive, carthame, soya, etc.) et les margarines devraient être consommés de façon modérée comme substituts de gras saturés. Chez les diabétiques, il est recommandé qu'un maximum de 35 pourcent de l'apport total quotidien de calories provienne des gras, environ 30 pourcent préférablement. La consommation de gras saturés ne devrait pas dépasser 10 pourcent du total, le reste étant des gras polyinsaturés et monoinsaturés. Les poissons gras, qui sont une source de gras polyinsaturés, contiennent de l'huile de poisson oméga-3 dont les vertus protectrices contre les maladies cardiovasculaires ont été démontrées et ces poissons devraient être consommés sur une base régulière. Toutes ces recommandations sont également applicables aux personnes qui ne sont pas affectées par le diabète.

- Afin de réduire l'ingestion globale de gras et de choisir la «bonne» sorte de gras, les lignes directrices suivantes peuvent être proposées :

  ○ Remplacer le lait semi-écrémé par du lait écrémé.

° Utiliser les tartinades faibles en gras de façon modérée plutôt que les margarines dures ou le beurre qui sont riches en matières grasses.

° Ne pas frire ou rôtir les aliments, mais plutôt les griller, cuire au four, bouillir, cuire à la vapeur ou au micro-ondes. Faire sauter les aliments avec seulement un filet d'huile est également une bonne méthode.

° Enlever tout gras visible sur la viande avant de la faire cuire et choisir des coupes maigres. Manger de plus petites portions, moins souvent et choisir du poulet ou de la dinde maigre (la viande blanche contient moins de gras), du poisson, des crustacés ou des légumineuses pour remplacer la viande rouge.

° Réduire radicalement la consommation d'aliments préparés riches en matières grasses tels que les tartes, les saucisses, les biscuits, les gâteaux et le chocolat. Manger moins de pâtisseries.

° Il existe maintenant de nombreux types de fromages populaires dont la teneur en matières grasses est réduite tels que le cheddar. Opter pour ces sortes de fromage et les consommer de façon modérée. Essayer les variétés avec moins de matières grasses comme le cottage ou les fromages à pâte molle à teneur réduite en matière grasse.

° Mettre plein de légumes et de légumineuses dans les ragoûts, les pot-au-feu, etc., et réduire la quantité de viande utilisée. Essayer le tofu haché comme substitut du bœuf haché dans la sauce bolognaise, etc.

• Chez la plupart des personnes atteintes de diabète, il est recommandé qu'un maximum de 15 pourcent de l'apport quotidien de calories provienne des protéines. Les protéines se trouvent dans les aliments d'origine animale (viande, poisson, volaille, œufs, fromage, etc.) et d'origine végétale (tels que les légumineuses, les noix, les grains entiers, les graines). Les personnes avec le diabète devraient manger de petites portions d'aliments riches en protéines de façon régulière dans le cadre d'une alimentation équilibrée. Le poisson, y compris le poisson gras, est une excellente source de protéines animales tout en ayant d'autres propriétés bénéfiques. Toutefois, certaines personnes, en particulier celles qui ont le syndrome de type 1, peuvent devoir suivre une diète réduite en protéines, avec un maximum de 12 pourcent de l'apport quotidien de calories provenant d'aliments riches en protéines. Cela s'applique surtout aux personnes souffrant de NÉPHROPATHIE DIABÉTIQUE précoce (maladie rénale, *voir* Chapitre 8), pour laquelle il est prouvé qu'une réduction de l'apport en protéines peut ralentir sa progression. Chez les personnes à un stade avancé de la néphropathie, il peut s'avérer nécessaire de réduire davantage l'apport protéinique, sous supervision médicale.

• Réduire la consommation d'alcool. Des études laissent supposer qu'une consommation modérée d'alcool à l'intérieur de limites de sécurité peut être bénéfique pour les personnes avec le diabète (surtout celles avec le syndrome de type 2). Une consommation modérée est associée à une réduction du risque de maladie coronarienne et d'athérosclérose, une réduction du taux d'insuline en circulation, un taux plus élevé de cholestérol HDL et une réduction de la tendance à former des caillots. Il peut y avoir une réduction du risque de développer le diabète de type 2 chez ceux qui boivent de façon modérée. On a établi qu'une consommation d'alcool sure et saine correspondait à :

  ○ Pas plus de 3 unités par jour pour les hommes

  ○ Pas plus de 2 unités par jour pour les femmes. (Une unité équivalent à 375 ml de bière, 120 ml ou un petit verre de vin, ou une mesure simple de spiritueux.)

Il est de plus recommandé de s'abstenir de boire de l'alcool une ou deux journées par semaine et de s'assurer que la consommation hebdomadaire ne dépasse pas 21 unités pour les hommes et 14 unités pour les femmes. Consommer de l'alcool en plus grande quantité ne fait qu'annuler tous les avantages potentiels et entraîne des effets nuisibles pour la santé qui ont été démontrés. Les personnes ayant le diabète, surtout celles qui sont à risque de faire de l'HYPOGLYCÉMIE, doivent faire particulièrement attention à l'alcool. La plupart des boissons alcoolisées ont une teneur élevée en sucre/calories et ne sont donc pas utiles à ceux qui tentent de perdre du poids. Il est recommandé d'éviter les boissons alcoolisées contenant beaucoup de sucre telles que les vins sucrés, le sherry et les liqueurs.

Toutefois, le principal risque qui guette les personnes recevant un traitement aux sulfonylurés ou à l'insuline est celui de l'hypoglycémie, laquelle peut survenir plusieurs heures après avoir consommé de l'alcool et même le jour suivant, dans certains cas. Chez les personnes plus sensibles, l'hypoglycémie peut survenir même lorsqu'elles ont consommé une petite quantité d'alcool qui ne devrait pas causer de problèmes ou d'intoxication normalement. Un autre risque pour les diabétiques est que les symptômes d'hypoglycémie soient pris pour des signes d'ivresse et qu'une aide appropriée ne soit pas apportée. Les problèmes particuliers que pose l'alcool sont liés aux processus métaboliques dans le foie. Le métabolisme de l'alcool inhibe la gluconéogenèse (*voir* Chapitre 1, LE DIABÈTE DANS SON CONTEXTE) qui, normalement, devrait produire du glucose et les risques sont particulièrement élevés après un jeûne. Afin de réduire les risques d'hypoglycémie causée par l'alcool, les personnes à risque devraient suivre les recommandations suivantes :

◦ Limiter la consommation d'alcool et ne boire qu'avec des repas à haute teneur en glucides.

◦ Ne jamais boire d'alcool à jeun.

◦ Éviter les boissons réduites en calories parce qu'elles contiennent souvent plus d'alcool.

◦ Demeurer vigilant quant au risque d'HYPOGLYCÉMIE NOCTURNE ou d'HYPOGLYCÉMIE qui peut survenir le jour suivant. Prendre une collation riche en fibres et en glucides avant de se mettre au lit et éventuellement AJUSTER LA DOSE D'INSULINE. Demander conseil aux membres de l'équipe clinique du diabète.

◦ Avertir la famille et les amis du risque et porter une pièce d'identité de diabétique.

Certaines personnes souffrant de complications particulières, telles que des taux élevés de triglycérides dans le sang (hypertriglycéridémie), une neuropathie diabétique et une hypertension persistante devraient s'abstenir de boire complètement.

• Réduire la consommation de sel. La plupart des gens consomment beaucoup plus de sel qu'ils n'en ont besoin et ceci peut être néfaste pour la santé et demander trop d'efforts des reins. L'absorption excessive de sel peut contribuer à l'HYPERTENSION et aux troubles cardiovasculaires qui peuvent tous deux représenter un danger particulier pour les personnes atteintes de diabète. Les personnes ayant le diabète de type 2 ont déjà une pression artérielle élevée et la réduction de la consommation de sel ainsi qu'une perte de poids dans les cas d'obésité sont des mesures qui peuvent être bénéfiques. Il existe de nombreux moyens relativement simples pour réduire la consommation de sel.

○ Manger moins d'aliments préparés car ceux-ci contiennent souvent beaucoup de sel. Lire les étiquettes attentivement.

○ Dans les recettes à la maison, essayer d'assaisonner avec des herbes et des épices et utiliser peu ou pas de sel.

○ Ne pas ajouter de sel à table.

○ Ne pas utiliser de substitut du sel de potassium sans avis médical préalable.

De nombreuses personnes atteintes du diabète de type 2 seront traitées uniquement avec une modification diététique les trois premiers mois. Dans la majorité des cas, ceci signifie de suivre une diète visant à maintenir une perte de poids constante combinée à une augmentation de l'exercice physique et d'autres changements du style de vie tels que d'arrêter de fumer. À long terme, malheureusement, la thérapie nutritionnelle ne réussit que dans une minorité des cas. À tout moment donné, on estime que 20 pourcent des personnes avec le diabète de type 2 sont traitées par une thérapie nutritionnelle uniquement, 50 pourcent par des comprimés et le dernier

30 pourcent par de l'insuline. Certaines personnes nouvellement diagnostiquées nécessiteront peut-être des comprimés ou de l'insuline dès le départ. Cela risque d'être le cas pour les personnes ayant un poids normal qui ont déjà une alimentation saine. La thérapie nutritionnelle demeure une excellente avenue pour les personnes qui ont un surplus de poids ou qui sont obèses, qu'elles nécessitent un traitement additionnel ou non, étant donné que la perte de poids est liée à une réduction des taux de glycémie et de lipides (gras) en circulation. Cela peut également favoriser une baisse de la pression artérielle élevée et une réduction du risque de maladie cardiovasculaire.

ANTIDIABÉTIQUES ORAUX

Tel qu'il a été mentionné précédemment, la moitié des gens ayant le diabète de type 2 sont traités avec des antidiabétiques oraux combinés à une thérapie nutritionnelle. Les médicaments utilisés dans le traitement du diabète peuvent être classés selon leur mode d'action :

- Les agents hypoglycémiques, c.-à-d. ceux qui agissent pour baisser les taux de glycémie ;

- Les agents antihyperglycémiques, c.-à-d. ceux qui agissent pour empêcher les taux de glycémie de monter.

Il existe quatre groupes d'antidiabétiques oraux et ils peuvent être classés comme suit :

Médicaments hypoglycémiques	Médicaments antihyperglycémiques
Sulfonylurés	Biguanides (metformin)
Méglitinides (repaglinide)	Inhibiteurs d'alpha-glucosidase (acarbose)

Les médicaments antihyperglycémiques, en traitement, ne causent pas d'hypoglycémie. Au début, le choix d'un antidiabétique se fait après une soigneuse évaluation des facteurs individuels relatifs à la condition de la personne. Ceux-ci peuvent comprendre la présence ou l'absence de symptômes osmotiques, les taux de glycémie et le contrôle de la glycémie, la présence ou l'absence de complications diabétiques, la réaction antérieure à une thérapie nutritionnelle, le poids corporel, et les autres médicaments pris à ce moment. Un médicament appartenant à l'un des groupes peut être utilisé au début comme monothérapie (c.-à-d. le seul prescrit), mais il peut s'avérer nécessaire ultérieurement d'en ajouter un autre appartenant à un groupe différent. Il est également nécessaire de choisir celui qui est le plus approprié à l'intérieur d'un même groupe étant donné que chacun d'eux a des propriétés qui diffèrent légèrement. Les antidiabétiques oraux ne sont toutefois pas prescrits aux femmes enceintes ou allaitant qui sont traitées par de l'insuline.

Sulfonylurés

Les sulfonylurés agissent en augmentant la sensibilité au glucose des cellules bêta des îlots du pancréas afin qu'elles sécrètent davantage d'insuline en réaction à la présence d'un taux de glycémie en particulier. Ils stimulent également l'absorption de glucose dans le sang par les tissus périphériques et musculaires et ils réduisent la production hépatique (foie) de glucose. Les sulfonylurés n'agissent que chez les personnes qui ont toujours un certain nombre de cellules bêta fonctionnelles encore capables de produire de l'insuline. Il existe un certain nombre de médicaments dans le groupe (voir ci-dessous) qui agissent sur le plan métabolique de façons légèrement différentes. Une des principales différences concerne la durée pendant laquelle ils sont détectables dans le plasma sanguin (appelée demi-vie

Types de sulfonylurés, leurs propriétés et leur posologie

	Demi-vie (heures)	Durée de l'activité (heures)	Dose quotidienne (mg)	Valeur du comprimé (mg)	Posologie quotidienne	Composante active excrétée par les reins	Composante inactive sécrétée par les reins	Commentaires
SULFONYLURÉS DE LA PREMIÈRE GÉNÉRATION								
Chlorpropamide	24-28	24-27	100-500	100 ou 250	1	Oui	Non	Considérée comme dépassée
Tolbutamide	4-8	6-12	500-3000	500	2-3	Non	Non	-
Tolazamide	4-7	12-24	100-1000	100 ou 250	1-2	Oui	Non	-
SULFONYLURÉS DE LA SECONDE GÉNÉRATION								
Glipizide	1-5	Jusqu'à 24	2,5-20	2,5 ou 5	1-2	Non	Non	-
Gliclazide	6-15	Jusqu'à 24	40-320	80	1-2	Non	Non	-
Glibenclamide)	10-16	Jusqu'à 24	5-20	2,5 ou 5	1-2	Oui	Oui	-
Glimepiride	5-8	Environ 24	1-6	1, 2, 3 ou 4	1	Oui	Oui	-
Gliquidone	12-24	Jusqu'à 24	15-120	30	2-3	Oui	Oui	-

du médicament), laquelle reflète la période de temps pendant laquelle ils demeurent actifs. En général, ceux qui ont une demi-vie plus longue représentent un plus grand risque d'HYPOGLYCÉMIE prolongée, qui est l'effet secondaire potentiel le plus grave de ces médicaments et qui, en de rares cas, peut causer des dommages neurologiques ou la mort. Tous les sulfonylurés demeurent actifs, c'est-à-dire ont un effet réducteur de glucose, plus longtemps que leur demi-vie, bien qu'il y ait des différences entre eux. Un certain nombre de médicaments de ce groupe ont été développés il y a longtemps et sont utilisés depuis des années. Ce sont les sulfonylurés de la première génération. D'autres, appelés sulfonylurés de la seconde génération, ont été développés plus récemment et ont généralement une plus grande puissance, bien qu'ils ne soient pas nécessairement plus efficaces pour le contrôle de la glycémie. Le taux d'absorption et, donc, l'activité de certains sulfonylurés est retardé par la présence de nourriture et cela influence le moment où les comprimés doivent être pris. La plupart d'entre eux doivent être pris une demi-heure avant les repas afin que l'absorption ne soit pas retardée et que les cellules bêta puissent être stimulées afin de traiter l'ingestion de nourriture. Certains des médicaments de ce groupe sont éliminés (c.-à-d. excrétés) par les reins, soit inchangés ou comme produits métabolisés qui demeurent actifs. D'autres sont changés ou métabolisés en composantes inactives par le foie, puis sont éliminés. Les personnes ayant une NÉPHROPATHIE DIABÉTIQUE ou toute autre forme d'insuffisance rénale ne peuvent être traitées avec les sulfonylurés qui sont excrétés sous forme active. De nombreux médecins préfèrent tout simplement éviter d'utiliser ces médicaments dans ce cas et recommandent plutôt un traitement à l'insuline. Cela peut s'avérer le cas pour les personnes âgées dont la fonction rénale risque plus d'être altérée, avec en particulier un seuil rénal du glucose élevé, et qui sont considérées plus à risque d'hypoglycémie grave provoquée par les sulfonylurés.

On croit que l'effet des sulfonylurés sur la sécrétion d'insuline s'inscrit dans une échelle plutôt restreinte et le bénéfice maximal pour une personne survient probablement à un degré moindre que la dose recommandée par le fabricant. La plus faible dose possible est donc habituellement prescrite au début du traitement. Un certain nombre d'autres médicaments peuvent interagir avec les sulfonylurés, y compris certains médicaments en vente libre tels que l'aspirine, et intensifier leur action. Le principal risque demeure celui de l'HYPOGLYCÉMIE. Les médicaments concernés sont notamment :

- alcool : moins de risque avec une consommation réduite, mais l'alcool peut avoir d'autres effets secondaires (*voir* ci-dessous) ;

- aspirine et autres salicylates : analgésiques courants et médicaments anticoagulants ;

- azapropazone : anti-inflammatoire non stéroïdien (AINS) utilisé pour les cas d'arthrite rhumatoïde, de goutte aiguë, de spondylite ankylosante ;

- cimétidine : utilisée pour les troubles digestifs, par ex. les reflux acides, l'acidité ;

- chloramphénicol : antibiotique utilisé dans diverses préparations pour combattre les infections bactériennes ;

- clofibrate : utilisé pour traiter l'hyperlipidémie (taux élevé de lipides ou de gras dans le sang)

- co-trimoxasole : préparation antibiotique combinée utilisée pour traiter les infections urinaires ;
- cyclophosphamide : utilisée en chimiothérapie pour traiter certaines conditions malignes ;
- fluconazole : agent antifongique utilisé pour traiter les infections fongiques ;
- inhibiteurs de la monoamine oxydase : divers médicaments utilisés dans des circonstances spéciales pour traiter des cas aigus de dépression, d'anxiété ou de phobie ;
- miconazole : agent antibactérien et antifongique utilisé dans diverses préparations pour traiter les infections ;
- phénylbutazone : un AINS utilisé à l'hôpital seulement pour traiter des cas aigus d'arthrite et autres conditions inflammatoires graves ;
- probénécide : utilisé pour traiter la goutte et parfois combiné à une thérapie antibiotique ;
- ranitidine : utilisée pour traiter les ulcères à l'estomac et aux intestins ;
- rifampicine : antibiotique utilisé pour traiter des infections bactériennes graves, en particulier la tuberculose et, dans d'autres préparations, comme protection contre la méningite ;
- sulphinpyrazone : utilisé pour traiter la goutte ;
- sulphonamides : utilisés pour empêcher la croissance bactérienne et pour contrôler les infections ;
- tétracyclines : un vaste groupe d'antibiotiques utilisés pour traiter les infections ;
- triméthoprime : agent antibactérien utilisé dans diverses préparations pour traiter les infections ;

- warfarine et autres médicaments contenant de la coumarine : agents anticoagulants utilisés pour prévenir et traiter les troubles cardiaques et circulatoires ;

Tout médicament pris par une personne qui reçoit un diagnostic de diabète influencera le choix du type de traitement. De même, les médicaments antidiabétiques prescrits devront être pris en considération avant qu'un autre médicament soit prescrit pour une autre condition. Toute personne préoccupée par les interactions possibles devrait solliciter un avis médical, en particulier avant d'acheter et d'utiliser un produit en vente libre.

À l'exception de l'HYPOGLYCÉMIE, les effets secondaires liés aux sulfonylurés sont généralement rares et faibles. Toutefois, un désavantage bien connu est qu'ils ont tendance à faire prendre du poids et à accroître la faim et cela peut être dû à plus d'une raison. L'augmentation de la sécrétion d'insuline en soi peut favoriser la prise de poids étant donné que l'hormone est anabolisante, c'est-à-dire qu'elle favorise le développement des tissus humains. Avec un meilleur contrôle du taux de glycémie, moins de glucose est excrété et plus de glucose est disponible pour être stocké comme gras. Les sulfonylurés sont très efficaces pour enrayer des symptômes diabétiques désagréables qui perdurent depuis longtemps. La personne se sent mieux et retrouve peut-être son appétit et mange davantage. On a également laissé suggérer que certaines personnes mangeaient plus en croyant, à tort, qu'elles éviteraient ainsi l'hypoglycémie. La plupart des personnes avec un diabète de type 2 (auxquelles les sulfonylurés sont destinés) ont déjà un surplus de poids ou sont obèses au moment du diagnostic. Ce groupe de médicaments est donc plus approprié pour la minorité de personnes dont le poids est inférieur à la moyenne ou normal, chez lesquelles une prise de poids ne serait pas aussi problématique et pour lesquelles aucune contre-indication n'existe.

D'autres effets secondaires, généralement faibles, peuvent comprendre de légers troubles digestifs ou d'estomac au début du traitement, des éruptions cutanées et des maux de tête. Ces symptômes peuvent disparaître avec le temps. Certains sulfonylurés (en particulier la chlorpropamide) peuvent causer des rougeurs au visage lors de la consommation d'alcool. Si des effets secondaires apparaissent, ils devraient être signalés à l'équipe clinique du diabète ou au médecin et un changement de médication pourra être suggéré s'il y a lieu.

Méglitinides : repaglinide

Le repaglinide est le premier d'un groupe relativement nouveau de non-sulfonylurés qui agissent rapidement sur la sécrétion d'insuline. Son action métabolique est quelque peu différente de celle des sulfonylurés mais il s'est révélé très efficace pour réduire les taux de glycémie. Le repaglinide est conçu pour être utilisé seulement lorsque un repas est sur le point d'être pris, idéalement 30 minutes avant de manger. Il a une courte demi-vie de moins de 60 minutes et agit très rapidement pour réduire le taux de glucose après un repas. Tout indique que le risque d'HYPO-GLYCÉMIE aiguë est moins élevé avec le repaglinide qu'avec les sulfonylurés. Les études laisse également suggérer que seule une légère prise de poids est associée à l'utilisation de ce médicament. Le repaglinide est métabolisé par le foie et presque entièrement excrété en *bile*, les reins ne sont donc presque pas sollicités. Toutefois, il n'est pas recommandé normalement pour les personnes qui ont de graves maladies du foie ou des reins. Le repaglinide est conçu pour être utilisé en monothérapie ou de façon concomitante avec le metformin, si le contrôle des taux de glycémie n'est toujours pas satisfaisant. Il constitue une solution de remplacement aux sulfonylurés pour les personnes avec le diabète de type 2 pour lesquelles les mesures relatives à la diète et au mode de vie sont insuffisantes. En outre, il permet une plus grande souplesse étant donné qu'il ne doit être pris que lorsqu'un repas est sur le point d'être consommé. Le repaglinide ne convient qu'aux personnes ayant encore suffisamment de cellules bêta capables de produire de l'insuline. Étant donné que son utilisation est associée à une certaine prise de poids, il est probablement plus indiqué pour ceux ayant un poids normal.

Un certain nombre de médicaments interagissent avec le repaglinide :

- alcool ;
- inhibiteurs de l'enzyme de conversion : un groupe de médicaments utilisé pour traiter les maladies cardiaques et l'hypertension ;
- stéroïdes anabolisants : médicaments de type hormonal utilisés pour favoriser le développement de tissus et pour traiter certaines formes d'anémie ;
- médicaments antifongiques de type azole utilisés pour traiter les infections fongiques ;
- bêta-bloquants : médicaments utilisés pour traiter les maladies cardiaques, l'anxiété, l'hypertension et la migraine ;
- contraceptifs oraux ;
- corticostéroïdes : préparations hormonales utilisées pour traiter les troubles des glandes surrénales et des états inflammatoires tels que l'arthrite rhumatoïde ;

- danazol : utilisé pour traiter les menstruations abondantes, l'endométriose et certains troubles des seins ;
- érythromycine : antibiotiques utilisés pour traiter de nombreuses infections bactériennes ;
- inhibiteurs de la monoamine oxydase (IMAO) ;
- anti-inflammatoires non stéroïdiens (AINS) : utilisés pour traiter les états inflammatoires tels que l'arthrite rhumatoïde ;
- octréotide : utilisé à l'hôpital pour traiter les tumeurs de l'hypophyse et du pancréas ;
- phénytoine : utilisé à l'hôpital pour traiter l'arythmie cardiaque et les crises d'épilepsie ;
- rifampicine ;
- adrénergiques : médicaments utilisés pour traiter les troubles respiratoires tels que la bronchite et l'asthme et également en situation d'urgence pour les chocs et l'hypotension aiguë ;
- diurétiques thiazidiques : utilisés pour traiter certains troubles cardiaques et l'hypertension ;
- hormones thyroïdiennes : utilisées pour traiter les troubles de la glande thyroïde ;

À l'exception de l'HYPOGLYCÉMIE, les effets secondaires associés à l'utilisation du repaglinide sont généralement légers et similaires à ceux qui peuvent survenir avec les sulfonylurés, avec en plus d'éventuels troubles de la vision qui ont été signalés. Toute personne qui éprouve des effets secondaires devrait les signaler à l'équipe de soins clinique du diabète. Les comprimés de repaglinide sont offerts en doses de 0,5 mg, 1 mg et 2 mg et il est courant de commencer par la plus petite dose, en l'augmentant à une dose maximale de 4 mg (c.-à-d. 2 X 2 mg) s'il y a lieu. La dose quotidienne maximale est de 16 mg (c.-à-d. 2 X 2 mg, 4 fois par jour, avant les repas). Les personnes qui prenaient une autre forme de médicaments antidiabétiques auparavant commencent habituellement par une dose de 1 mg de repaglinide.

Biguanides : metformin

Le metformin (dont l'appellation chimique est diméthylbiguanide) a une action métabolique complexe et agit de différentes façons, mais il n'augmente pas la sécrétion d'insuline. Son principal effet est d'inhiber la gluconéogenèse et ainsi de réduire la production de glucose par le foie. De plus, il favorise l'action de l'insuline afin que les muscles et les tissus absorbent davantage de glucose dans la circulation et son effet semble survenir principalement à l'intérieur des cellules, au-delà des sites de récepteurs. Tout indique que le metformin réduit également les taux de lipides dans le sang (triglycérides et cholestérol), mais cet effet est variable. Les effets combinés du metformin sont antihyperglycémiques et il améliore le contrôle glycémique chez les personnes avec le diabète de type 2. Aucune prise de poids n'est associée au médicament et, en fait, il y a une tendance à la perte de poids, surtout au tout début du traitement. Il est donc souvent recommandé pour les personnes avec un surplus de poids, à moins de contre-indication.

Le metformin a une demi-vie de deux à trois heures et il est absorbé dans le sang à partir de l'intestin grêle. Il n'est pas métabolisé par le foie mais il est excrété par les reins sous forme inchangée. Cela signifie qu'il ne convient pas à ceux qui ont une insuffisance rénale, telle que la néphropathie diabétique, et les personnes qui utilisent le metformin doivent se soumettre à une surveillance occasionnelle de leur fonction rénale. Cela comprend la vérification pour la présence de protéines dans l'urine ou des taux de créatinine dans le sang. (La créatinine est un produit métabolique normalement excrété dans l'urine.)

Le principal risque grave lié au traitement au metformin est la possibilité d'une complication métabolique aiguë appelée ACIDOSE LACTIQUE (*voir* Chapitre 7), mais cela survient très rarement. L'acide lactique est produit à partir du glucose, de façon plus courante par les muscles squelettiques, mais également dans le cerveau, les globules rouges et les reins en l'absence d'oxygène afin de fournir de l'énergie pour les fonctions vitales. L'acide lactique est composé de lactate et d'ions hydrogène et, habituellement, le lactate est extrait par le foie, le cœur et les reins. Toutefois, lorsqu'il y a un manque d'oxygène important, il peut y avoir une accumulation excessive d'acide lactique qui entraîne une acidose lactique. Cela survient fréquemment lorsque les tissus sont privés d'oxygène (hypoxie tissulaire) à la suite, par exemple, d'un choc potentiellement fatal ou d'un arrêt cardiaque. Cela peut toutefois survenir également (très rarement) dans le cas du diabète et comme complication du traitement au metformin en raison de la façon dont le médicament agit sur le plan métabolique. Cela est cependant considéré comme un risque minime qui ne peut survenir que si le médicament était utilisé en présence d'une condition préexistante ignorée, en particulier une insuffisance rénale. (Les reins excrètent le metformin et l'insuffisance peut entraîner une accumulation.) Pour cette raison, les personnes ayant un trouble rénal, hépatique ou cardiaque, ou qui sont à risque d'hypoxie tissulaire, ou qui consomment trop d'alcool, ne sont pas désignées pour le traitement au metformin. Celles qui se voient prescrire le médicament sont étroitement surveillées, en particulier en ce qui a trait au développement de fonctions d'organes altérées.

Les troubles gastrointestinaux sont un effet secondaire courant du metformin et peuvent comprendre des nausées, des vomissements, de la diarrhée et une perte d'appétit. Pour éviter ou minimiser ces problèmes, les comprimés devraient être pris avec les repas ou immédiatement après avoir mangé. Le problème se résorbe très souvent à mesure que la personne s'habitue au médicament mais, occasionnellement, des symptômes persistent ou sont assez désagréables pour nécessiter un changement de traitement. Il peut y avoir un léger arrière-goût métallique et l'absorption de vitamine B_{12} et d'acide folique (B_9) peut également être affectée, mais pas de façon assez grave pour causer des problèmes. Il est toutefois judicieux de manger suffisamment d'aliments qui contiennent ces vitamines avec un traitement au metformin et le diététiste clinique pourra donner des conseils à cet égard. Les comprimés sont offerts en doses de 500 mg et de 850 mg et la posologie initiale est souvent de 500 mg, deux fois par jour. La dose maximale est de 850 mg, deux fois par jour, ou de 500 mg, trois fois par jour. Les comprimés devraient toujours être pris au moment des repas. Le metformin peut également être pris de façon concomitante avec d'autres antidiabétiques oraux ou, moins fréquemment, avec une thérapie à l'insuline. L'excrétion de metformin est affectée par la cimétidine (un médicament utilisé pour traiter les ulcères, les brûlures d'estomac et les pancréatites) et une dose plus faible ou un autre médicament sont nécessaires pour les personnes qui prennent ce médicament.

Inhibiteurs d'alpha-glucosidase (acarbose)

L'acarbose agit dans l'intestin grêle en inhibant les alpha-glucosidases, lesquels sont des enzymes qui transforment les glucides en glucose. Moins de glucose est donc disponible pour être absorbé dans le sang et les pics des taux de sucre dans le sang sont réduits. L'acarbose est conçu pour être utilisé immédiatement avant ou au début d'un repas comportant des glucides. Le médicament est métabolisé par les bactéries intestinales en produits inactifs qui sont éliminés dans les selles ou absorbés dans le sang et éventuellement excrétés dans l'urine par les reins. L'acarbose peut être utilisé en monothérapie avant que tout autre médicament ne soit essayé ou de façon concomitante avec d'autres agents antidiabétiques. Pris seul, il ne provoque pas d'HYPOGLYCÉMIE mais il peut favoriser le potentiel hypoglycémique des sulfonylurés ou de l'insuline lorsqu'il est utilisé de façon concomitante.

Les troubles gastrointestinaux sont un effet secondaire courant de l'acarbose et ses manifestations comprennent de la flatulence, de la diarrhée et des ballonnements. Ces symptômes sont causés par la quantité supplémentaire de glucides qui passent sous forme inchangée dans le gros intestin où ils sont sujets à une fermentation par les bactéries intestinales. Environ un tiers des personnes traitées à l'acarbose éprouvent des symptômes, en particulier les personnes traitées avec des doses plus fortes. Toutefois, les symptômes tendent à diminuer avec le temps à mesure que la personne s'adapte au médicament. L'évitement strict de sucre dans l'alimentation et de très petites augmentations de la dose, introduites de façon graduelle, aident à minimiser les symptômes gastrointestinaux désagréables. Toutefois, si les symptômes persistent, il peut s'avérer nécessaire d'essayer un autre médicament. L'acarbose ne provoque aucune prise de poids et représente donc un médicament convenant tout à fait aux personnes ayant un diabète de type 2 qui ont souvent un surplus de poids. Il peut cependant être à l'origine d'une hausse des taux de certaines enzymes du foie dans le plasma sanguin et n'est donc pas recommandé pour les personnes ayant une fonction du foie altérée. En raison de ses effets gastrointestinaux, il est également déconseillé aux personnes souffrant de troubles intestinaux, y compris les colites ulcéreuses, la maladie intestinale inflammatoire, et les obstructions de l'intestin telles que les hernies, le syndrome du côlon irritable et ainsi de suite. Il n'est pas prescrit aux personnes ayant de graves troubles des reins ou une insuffisance rénale.

Les comprimés sont offert en doses de 50 mg et 100 mg. La posologie de départ est de 1 X 50 mg en même temps que la première bouchée du repas principal de la journée. Après deux semaines, si le médicament est bien toléré, la dose est augmentée d'un deuxième comprimé de 50 mg à prendre avec un autre repas. Après deux autres semaines, un troisième comprimé de 50 mg est introduit, en même temps que l'autre repas. Si des effets secondaires apparaissent, la dose est ramenée au niveau précédent. Après six semaines, la dose peut être de nouveau augmentée de façon graduelle afin d'en arriver éventuellement à prendre le comprimé de 100 mg avec un repas. La dose maximale permise est de 3 X 100 mg, chacun des comprimés pris séparément avec un repas. L'acarbose peut interagir avec les médicaments suivants :

- enzymes pancréatiques : utilisées pour les troubles du pancréas lorsqu'il y a un manque d'enzymes digestives ;

- cholestyramine : utilisé pour soulager la diarrhée lors de troubles biliaires et pour traiter l'hyperlipidémie (taux élevé de lipides dans le sang) ;

- néomycine : un antibiotique utilisé pour traiter les infections dans l'intestin.

Le traitement chirurgical du diabète : les greffes de pancréas et d'îlots

Les greffes du pancréas en entier ou en partie sont parfois pratiquées, aux Étas-Unis. la plupart du temps. En général, c'est une intervention pratiquée chez les personnes atteintes du diabète de type 1 qui souffrent de NÉPHROPATHIE DIABÉTIQUE avancée et qui nécessitent une greffe de reins. Dans de telles circonstances, une double greffe des reins et du pancréas peut être pratiquée. Comme dans toute intervention de ce genre, le principal facteur est la nécessité d'utiliser des immunosuppresseurs puissants afin d'empêcher que les nouveaux organes ne soient rejetés. Ces médicaments ont des effets secondaires et augmentent également le risque de cancer et de diabète même.

L'immunosuppression comporte un risque accru d'infections graves, en particulier les cytomégalovirus. Le raisonnement derrière ces interventions combinées est qu'étant donné que le patient doit prendre des immunosuppresseurs pour la greffe de reins, il peut s'avérer judicieux de tenter de greffer un pancréas en même temps, si un organe est disponible. Bien qu'il s'agisse d'une chirurgie à risque élevé, la plupart des centres ne pratiquent pas de greffe du pancréas uniquement mais préfèrent tenter l'intervention double comme moyen de sauver une vie. Environ un tiers des greffes échouent à l'intérieur de la première année et jusqu'à la moitié échouent à l'intérieur de cinq ans. Toutefois, lorsqu'elle réussit, la greffe peut signifier une meilleure qualité de vie en éliminant la nécessité d'un traitement à l'insuline et en supprimant le risque d'HYPOGLYCÉMIE aiguë. Un retour à un contrôle métabolique entièrement normal cependant n'est habituellement pas possible.

La greffe d'îlots ne s'est pas révélée possible jusqu'ici pour maintes raisons complexes, y compris la nécessité des immunosuppresseurs. Toutefois, l'espoir persiste quant à une percée qui permettrait de greffer des cellules et des recherches importantes se poursuivent dans ce domaine.

4

TRAITEMENT À L'INSULINE

Le traitement à l'insuline est essentiel pour les personnes avec le diabète de type 1. Elles ont le diabète
insulino-dépendant, l'ancien nom descriptif de cette
forme du syndrome. Elles nécessitent ce qui est, dans les
faits, une thérapie de remplacement de l'insuline parce
qu'avant qu'elles ne soient diagnostiquées, ces personnes
ne produisaient déjà plus d'insuline d'elles-mêmes. Dans
ces cas, le traitement à l'insuline est essentiel à la survie
et doit être maintenu toute la vie. Comme nous l'avons
vu, les personnes atteintes du syndrome de type 2 (diabète
non insulino-dépendant) peuvent arriver à gérer leur diabète avec succès grâce à d'autres formes de traitement,
mais une importante partie d'entre elles nécessiteront
éventuellement de l'insuline. Il s'agit souvent simplement
du reflet de la nature progressive du syndrome de type 2,
dans lequel l'action efficace de l'insuline dans le corps
tend à décliner. Dans d'autres cas, le contrôle glycémique
avec des antidiabétiques peut ne pas avoir très bien réussi
pour une raison donnée, ou il peut y avoir des complications telles qu'une maladie du foie ou des reins qui
nécessitent l'utilisation de l'insuline. Les personnes avec
le diabète de type 2 contrôlent parfois leur état avec une

combinaison de comprimés et d'insuline. Il est important de savoir qu'un remplacement partiel ou total par de l'insuline ne signifie pas que l'état de la personne s'aggrave ou que la personne a «échoué» en quelque sorte avec les autres traitements. La plupart des personnes qui effectuent ce remplacement se sentent beaucoup mieux, trouvent cela beaucoup plus facile à gérer que ce à quoi elles s'attendaient, et sont heureuses de poursuivre le traitement. La thérapie à l'insuline ne peut réussir qu'à condition que la personne qui le reçoit se sente sure et ait confiance en tous les aspects du traitement. Il y a toujours suffisamment de temps prévu pour la discussion et les explications à la clinique afin qu'il puisse être question de toutes les préoccupations (telles que la «phobie de l'aiguille»). Le soutien et l'encouragement sont considérés comme très importants et sont une partie intégrante du travail continu de l'équipe clinique. Avant de discuter plus avant des détails du traitement à l'insuline, il est peut-être utile d'examiner plus attentivement la nature même de l'insuline.

NATURE DE L'INSULINE

Il existe quatre principaux types ou espèces d'insuline, selon la source (mammifère) à partir de laquelle elle est obtenue.

1. L'insuline de bœuf, ou bovine, est tirée du pancréas de l'animal et c'est l'une des premières formes d'insuline à avoir été utilisée dans le traitement humain. La différence de sa structure par rapport à l'insuline humaine tient à trois acides aminés (protéines). Elle est plus ou moins dépassée, mais elle est toujours produite pour les personnes qui utilisent ce type d'insuline depuis des années et pour lesquelles un changement est contre-indiqué pour une raison ou une autre. Toutefois, elle

n'est plus prescrite aux personnes nouvellement dia-gnostiquées.

2. L'insuline de porc, ou porcine, provient du pancréas du porc et la différence de sa structure tient à un acide aminé. De l'insuline porcine semi-synthétique, modifiée chimique-ment en laboratoire, est également vendue. L'insuline porcine est toujours utilisée par une minorité de gens.

3. L'insuline humaine est produite en laboratoire par génie génétique :

   ◦ à partir de proinsuline (un précurseur de l'insuline) ;

   ◦ à partir d'un précurseur de proinsuline fabriqué par des organismes de levure modifiés génétiquement (mention « pyr » sur les bouteilles d'insuline) ;

   ◦ à partir d'une autre méthode de génie génétique (mention « ge » sur les bouteilles d'insuline).

   Aucune insuline humaine utilisée dans les traitements n'est donc tirée d'un corps humain, qu'il soit vivant ou mort.

4. Les analogues d'insuline humaine sont des copies de la molécule d'insuline humaine et ce sont des substances que l'on ne trouve pas dans la nature mais qui ont été développées récemment par le génie génétique. Il en existe deux types :

   ◦ insuline lispro, dans laquelle la position de deux acides aminés (lysine et proline) a été changée (lys + pro = lispro) ;

   ◦ insuline aspart, dans laquelle l'acide aspartique est substituée à l'acide aminé proline à la position B28 de la molécule d'insuline.

   Dans le passé, les préparations d'insuline animale, en particulier celles dérivées du bœuf, contenaient un certain nombre d'impuretés et les personnes qui les utilisaient dans leur traitement produisaient des anticorps de l'insuline comme réponse immunitaire. Cela pouvait parfois provoquer des réactions locales, en particulier autour du point d'injection. Les insulines animales modernes purifiées ne sont pas associées à ces réactions, qui par ailleurs ne surviennent plus que rarement. Étant donné que l'insuline de bœuf est différente de l'insuline humaine par trois acides aminés, une dose relativement plus élevée est généralement requise pour le traitement. Les personnes qui passent de l'insuline bovine à l'insuline humaine se voient habituellement donner une première dose réduite de 20 pourcent par rapport à leur dose antérieure ; ceci afin de réduire le risque d'HYPOGLYCÉMIE. Le passage de l'insuline porcine à l'insuline humaine est généralement plus direct mais peut également nécessiter un ajustement de la dose.

Lorsque les insulines humaines fabriquées ont été développées et que leur utilisation s'est répandue, une minorité de gens ont eu des problèmes lorsqu'ils sont passés de l'insuline d'origine animale à l'insuline humaine. Ces problèmes concernaient surtout la NON-PERCEPTION DE L'HYPOGLYCÉMIE parce que les gens signalaient une intensité amoindrie des premiers signes annonçant un épisode hypoglycémique. D'autres problèmes comprenaient la dépression, l'insomnie, l'irritabilité, l'oubli et la léthargie, signalés par un petit nombre de personnes. Il est nécessaire d'insister sur le fait que la plupart des personnes n'ont pas éprouvé et n'éprouvent pas de problèmes avec les insulines humaines et cette question demeure controversée. Il est essentiel que la personne traitée ait confiance par rapport à l'espèce d'insuline utilisée ; après une discussion exhaustive, le choix demeure celui de la personne concernée.

TYPES D'INSULINE SELON LA DURÉE DE LEUR ACTION

L'insuline est classée selon la durée de son action, certaines préparations étant conçues pour agir rapidement tandis que d'autres étirent leurs effets sur une plus longue période de temps. En général, l'insuline humaine est l'espèce dont l'effet est le plus rapide, parmi les types à action rapide, suivie de l'insuline porcine, puis bovine. L'insuline s'administre par injection subcutanée (c.-à-d. sous la peau) et elle doit être absorbée dans la circulation pour faire effet. Le choix du point d'injection influence légèrement la vitesse d'absorption, celle-ci s'effectuant plus rapidement dans la région de l'abdomen (c.-à-d. autour du centre). Le massage du point d'injection, l'exercice ainsi que la chaleur favorisent l'absorption et de petites quantités d'insuline sont absorbées plus rapidement que ne le sont de grandes quantités. Il s'agit là de facteurs autres que l'insuline elle-même qui ont une certaine influence sur la rapidité d'action.

Analogues de l'insuline à action très rapide (lispro et aspart)

Ce sont des insulines claires récemment développées. De tous les types d'insuline offerts, ce sont celles qui sont absorbées le plus rapidement et dont l'action (l'effet) maximale est atteinte le plus rapidement. Elles commencent à agir 10 à 20 minutes après l'injection et atteignent leur effet maximal en une heure. La durée de leur effet se prolonge de trois à quatre heures. Les analogues de l'insuline sont une solution de remplacement aux INSULINES CLAIRES À ACTION RAPIDE mieux connues et peuvent être utilisés juste avant ou même immédiatement après un repas. Tout indique qu'ils peuvent réduire le risque d'HYPOGLY-CÉMIE NOCTURNE chez certaines personnes et améliorer le contrôle glycémique en général. Ils ne conviennent toutefois pas à tout le monde et, dans certains cas, leur action rapide peut constituer un désavantage. Ils sont donc utilisés prudemment.

Insuline soluble ou claire à action rapide

Il s'agit ici du type d'insuline à action rapide classique dont il existe de nombreuses formulations différentes. Celles-ci commencent à agir en 30 minutes et atteignent un effet maximal en une à trois heures. La durée de leur action se prolonge de quatre à huit heures, et, idéalement, les insulines solubles devraient être injectées avant un repas. Elles sont surtout utilisées pour régulariser l'apport de glucose aux repas et sont généralement superposées à des injections « de fond » d'insulines ayant une action prolongée. (Il arrive que les deux soient données ensemble comme préparation prémélangée : *voir* MÉLANGES D'INSULINES, plus bas.)

Insulines opaques à action intermédiaire

Ces insulines prennent plus de temps à agir et elles ont une durée d'action plus longue. Il en existe deux types.

INSULINES ISOPHANES

Elles comptent parmi les types d'insuline les plus utilisés. Elles commencent à agir après environ deux heures, avec un effet maximal se prolongeant entre quatre et douze heures. La durée maximale de leur effet se situe entre 22 et 24 heures, et elles sont utilisées comme insulines « de fond » ou de base, habituellement de façon concomitante avec des préparations à action rapide.

INSULINES LENTES

Ces insulines ont des propriétés similaires. Elles commencent à agir après environ deux heures, avec un effet maximal se prolongeant entre six et quatorze heures. Tout comme les isophanes, la durée totale de leur action se situe entre 22 et 24 heures et elles sont habituellement utilisées de façon concomitante avec des préparations à action rapide.

Insulines opaques à action prolongée

Ce sont les préparations d'insuline dont l'action dure le plus longtemps. Ces insulines sont plus variables que les autres et leur effet maximal varie de huit à douze heures, avec une durée d'action pouvant aller jusqu'à 28 heures.

Mélanges d'insulines

Il s'agit de préparations pré-mélangées, habituellement composées d'insulines rapides (claires) et intermédiaires (opaques). La plupart des mélanges sont composés d'une combinaison d'insulines isophanes claires et opaques, mais il arrive également (plus rarement) que l'insuline lente soit utilisée comme composante à durée plus longue. Le rapport des deux insulines varie :

rapport insuline claire / insuline opaque
10 : 90
20 : 80
30 : 70
40 : 60
50 : 60

INJECTION DE L'INSULINE

Toutes les personnes qui ont besoin d'insuline apprennent comment l'injecter à leur première rencontre à la clinique. Suffisamment de temps est prévu pour discuter de toutes les solutions possibles et pour choisir la méthode d'administration qui convient le mieux à la personne et à laquelle elle a le plus confiance. Du temps est également prévu pour la démonstration et la pratique de la technique. La peur des aiguilles est un problème reconnu qui n'est pas pris à la légère ni ridiculisé par les membres de l'équipe de soins, mais plutôt considéré comme une difficulté qui doit être travaillée et surmontée. Et c'est toujours réalisable. Seule une minorité de personnes ont une réelle phobie des aiguilles et cela peut nécessiter un peu plus de temps. Une approche probable consistera à suggérer que la personne suive un programme de thérapie comportementale, laquelle est habituellement couronnée de succès lorsqu'il s'agit de surmonter des phobies. Il n'arrive jamais qu'une personne soit forcée de suivre un traitement à l'insuline sans avoir obtenu l'aide préalable pour rendre cela possible, ou soit laissée seule pour se débrouiller. Un soutien complet est donné et continue d'être offert.

Bien que l'idée de se faire des injections soi-même puisse représenter un défi de taille au début, la plupart des gens s'y font rapidement et finissent par considérer cela comme un geste routinier, autant que peut l'être le brossage des dents, par exemple. Un point d'injection facilement accessible comme la cuisse ou l'abdomen sera probablement suggéré pour la première injection et des conseils seront donnés quant à la fréquence de changement du point d'injection afin d'éviter toute douleur ou dommage possible aux tissus. On doit toujours se laver les mains avant de faire l'injection et il est conseillé de prendre une bonne pincée de peau et d'insérer l'aiguille entièrement à un angle de 90 degrés. Le piston est ensuite enfoncé doucement et fermement afin d'expulser toute l'insuline. L'aiguille est ensuite retirée avec précaution après cinq secondes.

Dispositifs d'administration de l'insuline

L'insuline donnée pour traiter le diabète doit être administrée par injections subcutanées, c'est-à-dire juste sous la peau, et les points les plus usuels sont les cuisses, le haut des bras, l'abdomen ou les fesses. (L'insuline utilisée pour le diagnostic ou pour un traitement d'urgence, pour vérifier la sensibilité à l'insuline, par exemple, est un type d'insuline spéciale administrée uniquement en clinique et injectée ou infusée par intraveineuse, c'est-à-dire par une veine.) Les aiguilles utilisées pour administrer l'insuline sont très courtes et extrêmement fines et lorsqu'elles sont faites correctement, les injections ne sont pas douloureuses. Il existe trois principales façons d'administrer de l'insuline :

• La méthode conventionnelle avec une seringue et une aiguille. L'insuline est aspirée dans la seringue en insérant l'aiguille dans le flacon ou la bouteille à travers le bouchon. Les flacons peuvent contenir un seul type d'insuline ou un mélange. Des seringues de plastique jetables, en particulier pour l'insuline, sont offertes en plusieurs format. (*voir* ASPIRATION DE L'INSULINE, ci-dessous).

• Le stylo injecteur avec une cartouche contenant l'insuline. Les cartouches peuvent contenir 1,5 ml ou 3 ml d'insuline et sont remplacées lorsqu'elles sont vides. Des aiguilles jetables sont utilisées avec les stylos.

- Un stylo pré-chargé avec aiguille intégrée, le tout jetable une fois vide.

Il existe de nombreux modèles de stylos injecteurs, certains d'entre eux sont conçus pour être utilisés avec certains types d'insuline et des instructions d'utilisations légèrement différentes peuvent s'appliquer à chacun d'eux. Les instructions du fabricant doivent toujours être lues attentivement. Certains stylos plus sophistiqués comportent un mécanisme d'injection automatique et un dispositif pour régler la profondeur d'insertion de l'aiguille. Habituellement, ces modèles de stylos plus sophistiqués sont également les plus chers !

Aspiration de l'insuline (flacons et seringues)

Aspirer la bonne dose d'insuline est une autre tâche qui peut sembler déconcertante au début, mais, une fois de plus, suffisamment de temps est prévu pour la démonstration et la pratique afin que la personne se sente capable d'y arriver de façon précise. Acquérir la confiance nécessaire peut exiger un peu de temps, mais le processus peut être facilité en le divisant en étapes et en démontrant chaque étape de façon claire. Des instructions écrites étape par étape pour l'utilisation à domicile sont fournies par le personnel clinique, la personne n'a donc pas besoin de tenter de tout mémoriser sur-le-champ. Avant de commencer, il faut toujours s'assurer que les préparations d'insuline sont bien celles qui ont été prescrites et que la date de péremption n'est pas dépassée. Les instructions sont rédigées de façon à être aussi faciles que possible à suivre et ressemblent généralement à ce qui suit :

POUR UNE DOSE SIMPLE D'INSULINE

1. Se laver les mains soigneusement.

2. Rouler la bouteille dans ses mains ou la basculer doucement d'un côté à l'autre afin de s'assurer que le contenu est bien mélangé, mais ne pas agiter la bouteille.

3. Prendre la seringue munie l'aiguille, et, en la tenant à l'envers, tirer le piston jusqu'à la ligne sur la seringue indiquant la dose d'insuline. Cela permettra à un volume d'air équivalent à la quantité d'insuline d'entrer dans la seringue.

4. Prendre la bouteille d'insuline d'une main, en la tenant droite. Avec l'autre main, insérer l'aiguille fixée à la seringue à travers le bouchon de caoutchouc de la bouteille. Enfoncer le piston de la seringue afin que l'air aspiré auparavant pénètre dans la bouteille. (Cela rend la prochaine étape plus facile.)

5. Avec la seringue et l'aiguille toujours en place, tout retourner de façon à ce que la pointe de l'aiguille soit entourée d'insuline. Tirer le piston jusqu'à un niveau légèrement au-delà (c.-à-d. supérieur) de la dose d'insuline requise afin d'aspirer l'insuline.

6. Taper doucement le côté de la seringue afin que toute bulle d'air présente monte à la surface. Enfoncer le piston légèrement afin d'expulser les bulles d'air, en s'arrêtant à la ligne exacte de la dose d'insuline.

7. S'assurer que la dose est exacte et retirer l'aiguille du bouchon de la bouteille. La dose d'insuline est maintenant prête à être utiliseée.

ASPIRER ET MÉLANGER DE L'INSULINE CLAIRE ET DE L'INSULINE OPAQUE

1. Se laver les mains soigneusement.

2. Mélanger chaque bouteille d'insuline à utiliser douce-

ment, tel qu'il a été décrit à l'étape 2 ci-dessus. Ne pas agiter les bouteilles.

3. Prendre la seringue, munie de l'aiguille, et, en la tenant à l'envers, aspirer un volume d'air équivalent à la dose d'insuline OPAQUE, tel qu'il a été décrit à l'étape 3 ci-dessus.

4. Prendre la bouteille d'insuline OPAQUE et la tenir droite. Insérer l'aiguille à travers le bouchon de caoutchouc et injecter l'air aspiré dans la bouteille d'insuline OPAQUE. Retirer l'aiguille du bouchon.

5. En tenant la seringue à l'envers, tirer le piston pour aspirer un volume d'air équivalent à la dose d'insuline CLAIRE.

6. Prendre la bouteille d'insuline CLAIRE et, en la tenant droite, insérer l'aiguille à travers le bouchon de caoutchouc. Injecter l'air aspiré dans la bouteille d'insuline CLAIRE.

7. Tout retourner à l'envers et s'assurer que la pointe de l'aiguille est entourée d'insuline CLAIRE. Tirer le piston jusqu'à un niveau légèrement au-delà (c.-à-d. supérieur) de la dose d'insuline requise.

8. Taper doucement le côté de la seringue afin que toute bulle d'air présente monte à la surface. Enfoncer le piston légèrement afin d'expulser les bulles d'air, en s'arrêtant à la ligne exacte de la dose d'insuline CLAIRE.

9. S'assurer que la dose est exacte et retirer l'aiguille de la bouteille d'insuline CLAIRE. Garder la seringue à l'envers avec la pointe en haut.

10. Prendre la bouteille d'insuline OPAQUE et la tourner à l'envers. Insérer l'aiguille de la seringue à travers le

bouchon en caoutchouc de la bouteille d'insuline OPAQUE.

11. S'assurer que la pointe de l'aiguille est entourée d'insuline OPAQUE et tirer le piston jusqu'à la dose exacte requise, afin d'aspirer l'insuline OPAQUE. (Si trop d'insuline est aspirée par accident, retirer l'aiguille de la bouteille, expulser tout le contenu dans l'évier et recommencer! Ne pas essayer de réinjecter le surplus dans la bouteille d'insuline OPAQUE parce que les deux insulines se seront déjà mélangées dans la seringue. La bouteille d'insuline OPAQUE se retrouverait avec de l'insuline CLAIRE si cela devait être tenté.)

12. Retirer l'aiguille de la bouteille d'insuline OPAQUE. La dose mélangée d'insuline CLAIRE et d'insuline OPAQUE est maintenant prête à être utilisée.

Les personnes pour lesquelles le traitement à l'insuline est nouveau et qui choisissent la méthode de la seringue et des flacons apprendront habituellement à aspirer une dose d'insuline simple au début. Le mélange d'insulines tel qu'il est décrit ici est habituellement introduit un peu plus tard, lorsque la personne se sent tout à fait capable d'exécuter la procédure.

TRAITEMENTS À L'INSULINE

Les personnes traitées à l'insuline doivent s'injecter de l'insuline à certains moments de la journée, afin de régulariser leur taux de glycémie. Jusqu'à un certain point, le choix du moment des injections vise à refléter le modèle de sécrétion d'insuline qui survient dans le cas d'une santé normale. Tel qu'il a été noté précédemment, l'insuline est normalement sécrétée en faibles doses tout au long de la

journée avec des hausses accentuées en réponse à l'ingestion de nourriture. Cette insuline est secrétée dans le système porte (le réseau circulatoire qui dessert le système
digestif abdominal ou la partie inférieure du côlon, la rate,
le pancréas, la vésicule biliaire et le foie). Les taux d'insuline qui atteignent la circulation systémique (système sanguin qui alimente les autres tissus et régions du corps)
équivalent normalement à environ la moitié de l'insuline
dans le système porte. L'insuline injectée est administrée
dans la circulation systémique afin que les niveaux soient
élevés à cet endroit et plus bas au début dans le système
porte, contrairement à la situation qui prévaut dans le cas
d'une santé normale. À première vue, il y a de nombreux
autres désavantages à l'injection brute d'insuline, en com-
paraison avec la réponse si finement réglée d'une santé
normale ! Ceux-ci comprennent :

• La difficulté d'ajuster la dose d'insuline aux taux réels
  de glucose et, en particulier, à contrôler les taux de glucose plasmique à jeun. Une fois administrée, la dose
  d'insuline ne peut être réduite ou retirée. Les collations
  sont souvent nécessaires pour empêcher l'HYPOGLYCÉMIE.

• Le manque de souplesse relatif d'un système qui dépend
  d'injections pour composer avec des variations quoti-
  diennes de l'ingestion de nourriture, de la quantité
  d'exercice et d'autres facteurs.

• La variabilité quotidienne normale du taux d'absorption
  des doses d'insuline et de l'action et de la durée impré-
  cises de l'effet de l'insuline fabriquée.

• D'autres facteurs individuels tels que la condition médicale, les maladies, le stress, etc., qui peuvent influencer
  l'absorption, l'action et l'effet de l'insuline injectée.

En fait, un spécialiste du diabète qui parlait des déficiences de la thérapie à l'insuline comparée à la santé normale a dit que «l'insuline est injectée au mauvais endroit,
au mauvais moment et en mauvaise quantité» (Gale,
1996). Malgré cela et toutes les déficiences soulevées, il
poursuivit en disant que, de façon tout à fait remarquable,
la thérapie à l'insuline parvient à un bon contrôle glycémique chez la majorité des personnes et la plupart d'entre elles répondent très bien au traitement!

Il est recommandé de faire les injections d'insulines
claires ou à action rapide une demi-heure avant les repas
et c'est également le cas pour les insulines opaques utilisées pendant la journée. Les insulines opaques ou à
action prolongée utilisées au coucher afin de durer toute
la nuit n'ont pas besoin d'être administrées avant un repas.
Les insulines lispro et aspart à action rapide peuvent être
prises de 5 à 15 minutes avant un repas.

Il existe de nombreux types différents de traitement à
l'insuline.

Dose quotidienne unique

Ce type de traitement n'est utilisé qu'avec les personnes
âgées ou atteintes d'incapacités, et il vise à prévenir l'HYPO-
GLYCÉMIE. Une seule injection d'insuline ne suffit pas pour
un bon contrôle de la glycémie. Les types d'insuline utilisés
sont soit une préparation opaque lente ou un type à action
prolongée. Ce type de régime pourrait être recommandé
pour une personne âgée atteinte du diabète de type 2.

Deux doses quotidiennes

Les préparations à mélanger ou pré-mélangées peuvent
être utilisées, en combinant des insulines claires à action
brève ou des analogues de l'insuline à action rapide avec

des insulines opaques isophanes ou lente à action intermédiaire. C'est le type de traitement le plus populaire et le plus couramment utilisé, avec les injections habituellement avant le déjeuner et avant le repas du soir. Il y a toutefois des contraintes, et des collations peuvent s'avérer nécessaires entre les repas et au coucher afin d'éviter l'HYPOGLYCÉMIE. Ceci est dû à la façon dont les insulines à action brève et à action intermédiaire agissent et au moment où leur action est maximale, deux facteurs qui peuvent donner lieu à des lacunes dans la couverture optimale. Les insulines à mélanger, qui sont habituellement recommandées aux personnes avec le diabète de type 1 qui suivent ce type de traitement, permettent une plus grande souplesse dans la couverture étant donné que les doses peuvent être ajustées. Les préparations pré-mélangées conviennent probablement mieux aux personnes avec le diabète de type 2.

Multiples injections quotidiennes et traitement basal-bolus

Il s'agit ici de trois doses d'insuline claire à action brève (ou trois doses d'insuline à action rapide telle que le lispro), injectées une demi-heure avant chaque repas, combinées à une injection d'insuline opaque à action intermédiaire (isophane ou lente), administrée vers 22h afin de durer toute la nuit et une partie de la journée suivante. Ce modèle vise à refléter ce qui survient dans le cas d'une santé normale, et ces types de traitement peuvent être utilisés pour les deux types de diabète, mais ils conviennent particulièrement aux personnes atteintes du syndrome de type 1. Si un stylo injecteur est utilisé, comme c'est souvent le cas, le traitement est appelé basal-bolus. De multiples injections, jumelées à des vérifications fréquentes du taux de glycémie (*voir* Chapitre 5,

SURVEILLANCE DE LA GLYCÉMIE À DOMICILE), forment la base d'un contrôle rigoureux de la glycémie. Ce type de traitement a l'avantage de pouvoir être adapté en AJUSTANT LA DOSE D'INSULINE afin de permettre une plus grande souplesse pour le moment des repas, et le choix d'un repas plus léger ou plus gros à l'occasion.

Un désavantage concret, à part l'obligation de se faire quatre injections par jour, est l'éventuelle nécessité de vérifier l'efficacité de chaque dose en surveillant les taux de glycémie. La vérification de la glycémie peut s'effectuer au lever le matin (afin de vérifier l'effet de l'insuline opaque injectée la veille), puis deux heures après chaque repas pour surveiller les doses d'insuline claire. En pratique, une fois qu'une personne s'est habituée au traitement basal-bolus et si elle maintient une routine quotidienne (sur le plan de la taille et de l'heure des repas), il peut être possible de réduire le nombre de vérifications de la glycémie. En effectuant moins de vérifications mais à des moments différents plusieurs jours consécutifs, il est possible d'obtenir un portrait « raisonnablement » fidèle des taux de glycémie. Toutefois, des vérifications fréquentes sont habituellement nécessaires lorsque le but est de maintenir un contrôle rigoureux de la glycémie. Le principal désavantage des traitements à injections multiples, et qui, tout naturellement, est source d'anxiété, est qu'il y a une incidence accrue d'HYPOGLYCÉMIE.

Infusion automatique continue d'insuline

Il s'agit d'un système spécialisé, dont l'utilisation est peu répandue, qui est offert par quelques centres du diabète plus importants qui sont en mesure d'assurer des soins 24 heures sur 24. Une fine sonde relie une pompe à une aiguille insérée sous la surface de la peau de la paroi abdominale. La pompe qui fonctionne à pile est programmée pour fournir de l'insuline claire de façon constante à un niveau de base avec des poussées de l'hormone au moment des repas. Un des principaux problèmes est le blocage du tube et, également, une douleur au point d'insertion. L'aiguille peut facilement se déloger parce que le dispositif est porté en permanence et de graves problèmes tels que la cétoacidose diabétique peuvent survenir rapidement si l'approvisionnement en insuline est interrompu.

Thérapie combinée insuline-médicaments

La combinaison d'antidiabétiques oraux à de l'insuline est un traitement approprié pour certaines personnes atteintes du diabète de type 2. Ce type de traitement est parfois transitoire et la personne le remplacera éventuellement par un traitement à l'insuline uniquement. Dans d'autres cas, la thérapie combinée peut être maintenue longtemps. Deux types d'antidiabétiques oraux (sulfonylurés et metformin) sont le plus souvent combinés à l'insuline :

SULFONYLURÉS ET INSULINE

Habituellement, les sulfonylurés sont pris pendant la journée et l'insuline opaque (isophane) est injectée le soir ou le matin. Les résultats des études laissent supposer que la moitié de la dose normale d'insuline suffit dans ce traitement, à tout le moins aux premiers stades du traitement.

METFORMIN ET INSULINE

Ici encore, le metformin est pris pendant la journée et l'insuline opaque (isophane) est injectée le soir et le matin. Les études laissent supposer que, dans le cas du diabète de type 2, ce traitement permet de réduire le risque de prise de poids comparé à la seule thérapie à l'insuline. Il peut également permettre un meilleur contrôle des taux de glycémie que l'insuline injectée deux fois par jour uniquement. On estime qu'il s'agit d'une thérapie convenant particulièrement aux personnes atteintes du syndrome de type 2 avec un surplus de poids, et pour lesquelles toute prise de poids additionnelle n'est pas souhaitable de toute évidence.

CHOISIR LE TRAITEMENT À L'INSULINE ET LES DOSES DE DÉPART

Le choix d'un traitement à l'insuline dépend d'un certain nombre de facteurs qui comprennent notamment le type de diabète, les besoins cliniques et les préférences de la personne concernée, ; il doit tenir compte de la routine quotidienne et du style de vie, et il doit être fait en sachant si le traitement vise un contrôle rigoureux de la glycémie ou non. Il est important de savoir que le traitement ainsi que les doses d'insuline peuvent changer avec le temps. Les traitements et les doses d'insuline agissent mieux lorsqu'ils sont adaptés aux besoins individuels, en fonction des résultats de la surveillance des taux de glucose, et ils peuvent nécessiter des modifications avec le temps. La plupart des gens commencent leur traitement à l'insuline comme patients externes de la clinique et cela comprend la minorité nouvellement diagnostiquée comme ayant le syndrome de type 1. Les exceptions sont les personnes qui sont malades au moment du diagnostic (habituellement les personnes avec le diabète de type 1), qui présentent des symptômes prononcés, une hyperglycémie marquée et une cétonurie modérée à aiguë. Toute personne dont la condition est préoccupante sera habituellement admise à l'hôpital afin de recevoir le traitement approprié, lequel peut comprendre une infusion d'insuline intraveineuse. Une fois que le diabète est contrôlé et que la personne se sent mieux, elle est normalement orientée vers la clinique de diabète (en général au même hôpital), afin qu'un traitement à l'insuline approprié puisse être débuté avant que la personne ne rentre chez elle.

Il n'y a aucune règle stricte quant à la dose d'insuline de départ car celle-ci peut varier selon les besoins individuels. Toutefois, la plupart des cliniques tentent de garder les doses de départ réduites afin de minimiser le risque d'HYPOGLYCÉMIE. La procédure habituelle consiste à aider la personne à s'injecter la première dose d'insuline à la première rencontre à la clinique, en prévoyant assez de temps pour la démonstration et la pratique. Une dose de départ pour adulte se situerait normalement entre 16 et 24 unités d'insuline, réparties en deux injections. La première journée, la personne qui vient de se faire sa première injection à la clinique retourne chez elle avec des instructions sur le moment où les doses du soir et du matin suivant doivent être administrées. Le personnel clinique reconnaît à quel point ces premières injections à domicile peuvent représenter un défi et certaines cliniques fournissent donc des instructions écrites claires avec des illustrations ainsi que le numéro d'une ligne secours au cas où la personne aurait besoin de soutien ou de conseils. Les premières injections d'insuline sont souvent des doses prémélangées ou simples afin de faciliter les choses au début. La personne aura probablement reçu des conseils relatifs aux repas et aux quantités de nourriture appropriés. La personne aura peut-être également reçu des instructions sur la SURVEILLANCE DE LA GLYCÉMIE À DOMICILE et sur l'ANALYSE

D'URINE À DOMICILE. Un rendez-vous pour le suivi est habituellement prévu le lendemain ou dans les jours qui suivent afin que le progrès puisse être discuté et que toute difficulté puisse être résolue.

SE PROCURER DE L'INSULINE ET L'ENTREPOSER

Les personnes atteintes de diabète qui sont traitées avec des médicaments et de l'insuline n'ont pas besoin de payer pour les médicaments dont elles ont besoin et qu'elles obtiennent sur ordonnance. Cela ne se limite pas aux médicaments pour le diabète, mais concerne également tout autre type de médicament dont elles pourraient avoir besoin. Tel qu'il a été mentionné précédemment, les dispositifs d'administration de l'insuline font également partie de cette catégorie, à l'exception des aiguilles qui doivent être payées. Certaines cliniques ont toutefois leurs propres ententes concernant l'approvisionnement en aiguilles et, de toute façon, le coût est relativement peu élevé. La situation concernant les aiguilles peut être appelée à changer dans l'avenir.

La plupart des personnes reçoivent leurs premières fournitures d'insuline, de bandelettes réactives, etc. (pour la surveillance de la glycémie et pour les analyses d'urine) de leur clinique. Les quantités fournies peuvent varier d'une clinique à l'autre. Une note sera envoyée au médecin de famille de la personne afin de l'informer en détails du type d'insuline et des autres fournitures requises. Les renouvellements de prescription peuvent être obtenus auprès du médecin. Les stocks d'insuline supplémentaires devraient être conservés dans le compartiment à légumes ou la porte du réfrigérateur. L'insuline utilisée devrait être conservée à la température ambiante mais ne pas être laissée à la lumière du soleil ou à un endroit chaud comme une étagère au-dessus d'une plinthe électrique. Une cartouche ou un flacon d'insuline devraient toujours être examinés avant d'être utilisés et une vérification rapide devrait être faite afin de s'assurer qu'il s'agit du bon type d'insuline et de la bonne dose et que la date de péremption n'est pas dépassée. Il peut s'avérer utile de connaître son type d'insuline et le nom de la marque et de conserver ces renseignements sur une carte de diabétique personnelle (fournie par la clinique) qui peut être gardée à portée de la main comme référence. Si l'insuline semble étrange pour une raison ou une autre, si elle est décolorée, par exemple, ou que sa consistance n'est pas normale, elle ne devrait pas être utilisée.

ÉLIMINATION DES OBJETS POINTUS

Certaines cliniques offrent un service d'élimination de l'équipement usagé et elles donnent toutes des conseils sur la façon de gérer cet aspect. Un dispositif offert sans frais permet de couper les aiguilles et de les entreposer, avec une capacité équivalent à environ deux ans de fournitures. Les seringues, les flacons, les cartouches et les stylos peuvent être placés dans un contenant vide, tel qu'un contenant de margarine, et le couvercle peut être scellé avec du ruban adhésif lorsqu'il est plein. Le contenant peut être déposé à la clinique pour le service d'élimination ou jeté avec les ordures ménagères s'il n'existe aucun service d'élimination local.

AJUSTER LES DOSES D'INSULINE

Afin d'arriver à un contrôle amélioré et plus souple du diabète traité à l'insuline, il est nécessaire d'ajuster les doses de temps à autre. De nombreuses raisons peuvent justifier ces ajustements.

- Le type de traitement initial peut se révéler inadéquat et les résultats des tests peuvent indiquer qu'un meilleur contrôle serait possible en augmentant ou en diminuant la dose globale.

- Le style de vie et les engagements professionnels de la personne, par ex. les quarts de travail ou des déplacements fréquents à l'étranger dans différents fuseaux horaires, peuvent rendre nécessaire un ajustement des doses d'insuline.

- Des ajustements réguliers ou irréguliers peuvent être nécessaires pour accommoder des facteurs prévus ou imprévus tels que de l'exercice, des activités, une température extérieure élevée (à la maison ou en vacances), des périodes de stress, des épisodes de maladie (par ex. le rhume, la grippe, des dérangements intestinaux), des fêtes et des jeûnes religieux, et d'autres occasions spéciales (*voir* Chapitre 11).

Il peut s'avérer très pratique pour la personne affectée d'apprendre à ajuster sa dose d'insuline étant donné que cela permet un meilleur contrôle individuel du diabète. Toutefois, il est bien connu que plusieurs personnes trouvent cela difficile et préfèrent laisser l'équipe de soins prendre ces décisions. Le personnel est tout à fait à l'aise pour s'acquitter de cette tâche et les personnes qui ne s'en sentent pas capables ne devraient pas se sentir sous pression pour modifier leurs doses elles-mêmes. Toutefois, il est considéré important d'éduquer les gens sur ces ajustements dans le cadre d'un processus général d'apprentissage sur le diabète. La première étape consiste pour la personne à comprendre le mode de fonctionnement des insulines qu'elle utilise (c.-à-d. à action brève ou prolongée ou les deux) et la façon dont leurs effets peuvent se chevaucher, ainsi que le moment où cela peut se produire.

Les études indiquent qu'il existe un grand nombre de malentendus même au sujet de notions de base, parmi les utilisateurs d'insuline. En outre, parmi les personnes qui ajustent elles-mêmes leurs doses, il y a deux extrêmes : les personnes qui modifient leurs doses trop fréquemment sans justification précise et celles qui ne les modifient pas suffisamment.

Bien qu'il n'y ait pas de règles définitives, des lignes directrices générales sont habituellement suivies pour l'ajustement des doses d'insuline.

- Une SURVEILLANCE DE LA GLYCÉMIE À DOMICILE sur une base régulière doit être effectuée et des lectures exactes des taux de glycémie doivent être enregistrées à différents moments de la journée. De cette façon, on peut obtenir un portrait des effets de chaque dose d'insuline qui peut ensuite être analysé et compris.

- Des lectures régulières des taux non conformes (c.-à-d. en dehors de l'échelle cible) devraient être enregistrées avant de modifier une dose d'insuline, sauf lorsque l'ajustement s'inscrit comme mesure prévue à l'avance pour pallier un exercice ardu, par exemple.

- Les modifications de doses devraient être minimes.

- Une seule dose devrait être ajustée à la fois et les effets devraient être surveillés pendant quelques jours au moyen d'une SURVEILLANCE DE LA GLYCÉMIE À DOMICILE. (Les personnes qui utilisent des préparations pré-mélangées de deux insulines devraient solliciter un avis médical.)

- L'insuline opaque devrait être modifiée moins fréquemment, c.-à-d. pas plus que tous les deux ou trois jours.

Il est nécessaire de bien comprendre que la lecture d'un taux de glycémie se rapporte aux effets de la dose d'insuline précédente, et non de celle à venir. Si une lecture non conforme du taux de glycémie est obtenue sur une base régulière pendant plusieurs jours, la dose d'insuline en question ne peut être modifiée que lorsqu'elle est de nouveau due, ce qui survient habituellement le jour suivant. Une des erreurs les plus courantes consiste à modifier la prochaine dose d'insuline due le jour même, en croyant de façon erronée que cela corrigera le problème quand, en fait, cela ne fait qu'aggraver la situation! Il est particulièrement important que les personnes recevant des doses multiples avec un traitement basal-bolus comprennent la nécessité d'ajuster la bonne dose d'insuline étant donné qu'il est très facile de perdre le contrôle des modalités du traitement.

• Ne jamais retenir une dose d'insuline qui est due, même dans l'éventualité d'une lecture basse du taux de glycémie ou d'un épisode hypoglycémique. L'«hypo» devrait être traitée (*voir* Chapitre 6) pour rétablir les taux de glycémie et la dose due devrait être administrée comme elle le doit. L'épisode a été causé par des événements antérieurs et ne peut être pallié en retenant la dose d'insuline suivante.

• En cas de doute par rapport à la nécessité de modifier une dose d'insuline, toujours solliciter l'avis d'un spécialiste.

EFFETS SECONDAIRES DU TRAITEMENT À L'INSULINE (AUTRES QUE L'HYPOGLYCÉMIE)

L'effet secondaire le plus courant du traitement à l'insuline est la prise de poids, laquelle survient possiblement en raison de trois causes. D'abord, l'insuline est connue pour avoir un effet anabolisant (reconstituant). Ensuite, lorsqu'un bon contrôle du taux de glycémie commence à survenir avec une thérapie à l'insuline, moins de glucose est perdu dans l'urine. Ce glucose est potentiellement disponible pour être stocké comme gras et cela peut expliquer en partie la prise de poids. Et finalement, le traitement à l'insuline fait que les gens se sentent mieux et ils notent habituellement que les symptômes désagréables disparaissent rapidement. Une sensation de santé et de bien-être renouvelée peut signifier tout simplement que la personne retrouve son appétit et se sent capable de manger plus qu'auparavant. Chez une minorité de personnes, en particulier celles qui sont atteintes du syndrome de type 1 qui ont perdu du poids avant le diagnostic, le fait de reprendre du poids peut être un résultat souhaitable. Toutefois, pour les personnes qui ont déjà un surplus de poids, en particulier celles qui ont le diabète de type 2, une prise de poids additionnelle n'est pas souhaitable de toute évidence. Habituellement, lorsque c'est le cas, la prise de poids survient assez tôt au début du traitement à l'insuline puis cesse tout à fait. Une attention particulière à la diète dès le début du traitement, avec davantage d'exercice, peut prévenir ou minimiser la prise de poids. Toutefois, il est peut être préférable pour les personnes avec le diabète de type 2 de suivre une diète pour perdre du poids dès le début.

D'autres effets secondaires plus rares peuvent survenir à l'occasion, y compris la rétention d'eau affectant les pieds et la partie inférieure des jambes, la détérioration d'une RÉTINOPATHIE existante (maladie des yeux), et une névrite (inflammation douloureuse des nerfs). Les deux premiers ne durent pas longtemps habituellement et se résorbent et s'améliorent avec le temps, mais la névrite peut persister et nécessiter un traitement prolongé des symptômes.

THÉRAPIE À L'INSULINE INTENSIVE POUR LES PERSONNES ATTEINTES DU DIABÈTE DE TYPE 1

La thérapie à l'insuline intensive, ou contrôle rigoureux, qui se fonde sur un traitement à injections multiples/basal-bolus, vise à maintenir les taux de glycémie près de la normale en tout temps. Les recherches ont démontré qu'un bon contrôle de la glycémie grâce à un traitement à l'insuline intensif réduit le risque de COMPLICATIONS MICROVASCULAIRES du diabète, notamment la RÉTINOPATHIE, la NEUROPATHIE et la NÉPHROPATHIE. En outre, lorsque ces complications sont présentes, la thérapie à l'insuline peut ralentir leur progression. Malheureusement, ces résultats souhaitables sont contrebalancés par un grand désavantage qui est l'incidence accrue de graves épisodes d'HYPOGLYCÉMIE, c'est-à-dire d'attaques qui requièrent l'intervention et l'aide d'autres personnes. D'autres désavantages sont la nécessité pour la personne d'être hautement motivée afin d'effectuer la surveillance fréquente des taux de glycémie et de se faire plusieurs injections par jour.

D'un point de vue clinique, le traitement intensif à l'insuline est déconseillé pour certains groupes de personnes. Ceux-ci comprennent les personnes ayant déjà eu des épisodes graves d'hypoglycémie et les personnes qui sont incapables de reconnaître les premiers signes avertisseurs d'une attaque ou qui ne les ressentent tout simplement pas. Le traitement est également déconseillé aux personnes dont les tissus sont légèrement ou gravement endommagés à la suite de complications diabétiques, ainsi qu'aux personnes avec des maladies cardiaques ou d'autres conditions graves. Finalement, la thérapie à l'insuline intensive n'est pas conseillée pour les enfants de moins de 13 ans étant donné que des épisodes répétés d'hypoglycémie peuvent nuire au développement du cerveau.

CONTRÔLE RIGOUREUX DE LA GLYCÉMIE CHEZ LES PERSONNES ATTEINTES DU DIABÈTE DE TYPE 2

Dans le cas du diabète de type 2, il est possible d'arriver à un contrôle rigoureux de la glycémie avec les SULFONYLURÉS et l'insuline. Tout indique qu'un traitement rigoureux chez les personnes atteintes de ce syndrome entraîne une réduction similaire des risques que représentent les COMPLICATIONS MICROVASCULAIRES. Une fois de plus, le principal désavantage est une incidence accrue d'HYPOGLYCÉMIE aiguë, ainsi qu'une prise de poids.

5

SURVEILLANCE DES TAUX DE GLUCOSE

SURVEILLANCE DE LA GLYCÉMIE À DOMICILE (SGD)

La capacité de surveiller les taux de glycémie à domicile est vitale pour les personnes atteintes du diabète de type 1 et peut être essentielle pour les personnes avec le syndrome de type 2, en particulier si elles sont traitées aux SULFONYLURÉS ou à l'insuline. Un des principaux avantages de la SGD est qu'elle permet aux personnes d'exercer un meilleur contrôle de leur diabète lorsqu'elle est jumelée à l'ajustement des doses d'insuline. La SGD permet de détecter l'HYPOGLYCÉMIE, ce qui est très rassurant pour plusieurs personnes, en particulier celles qui sont à risque d'«hypos» encore plus graves, c'est-à-dire celles dont le diabète est contrôlé de façon rigoureuse.

Comment effectuer un test de SGD

La façon d'effectuer une SGD est décrite ci-dessous, bien que les instructions données par la clinique du diabète doivent être suivies.

1. Se laver les mains à l'eau chaude et au savon et les sécher soigneusement.
2. Choisir la lancette et le dispositif de piqûre et extraire une bandelette réactive de son contenant.
3. Piquer le côté du bout d'un doigt (en évitant le pouce et

l'index) et masser doucement pour obtenir une bonne goutte de sang.

4. Placer la bandelette au-dessus de la goutte de sang et la déplacer latéralement afin de recouvrir entièrement de sang. S'assurer de suivre de façon exacte les instructions d'utilisation de la bandelette avec un appareil de mesure.

5. Couvrir la ponction avec un petit morceau de gaze propre ou de coton et tenir en place pendant quelques minutes.

6. «Lire» la glycémie en utilisant le tableau ou la mesure et noter le résultat dans le journal fourni par la clinique.

7. Prendre du glucose si la lecture est égale ou inférieure à 4 mmole/l, mais suivre à la lettre les instructions que l'équipe de soins aura données.

8. Quel que soit le résultat, ne pas sauter la dose suivante d'insuline ou de sulfonylurés.

MARCHE À SUIVRE POUR LA SGD : PROBLÈMES POTENTIELS

Bien que la SGD soit souhaitable, il existe plusieurs problèmes potentiels bien réels liés à la marche à suivre.

- Un échantillon de sang par piqûre au doigt doit être obtenu pour chaque test et les personnes risquent de trouver cela inconfortable et désagréable, surtout parce que cela doit être effectué sur une base quotidienne régulière. Une personne qui commence un traitement à l'insuline peut devoir effectuer quatre tests par jour, mais habituellement, ce nombre peut être réduit une fois qu'une régularité des lectures est obtenue.

- Les taux de glycémie sont évalués en utilisant des bandelettes imprégnées ou des bâtonnets. Ceux-ci peuvent être «lus» visuellement en associant la couleur sur la bandelette à un tableau, ou avec un appareil de mesure conçu à cet effet. Plus de 12 types d'appareils de mesure sont disponibles, certains avec un affichage en gros caractères ou une sortie audio pour les personnes avec une déficience visuelle ou auditive. Toutefois, les appareils de mesure ne sont pas disponibles sur ordonnance et doivent donc être achetés par les patients. Les coûts varient considérablement, selon le degré de sophistication de l'appareil et ses caractéristiques, telles que la mémoire et la capacité de connexion avec un ordinateur. Les personnes croient parfois qu'elles doivent acheter un appareil de mesure coûteux et élaboré quand, en fait, un appareil beaucoup plus simple conviendrait tout à fait à leurs besoins. Le personnel de soins se fera un plaisir de fournir des conseils sur les appareils de mesure et de partager l'expérience pratique qu'ils ont des différents modèles disponibles. Certaines cliniques peuvent avoir leurs propres ententes et fournir des appareils sans frais, à certains de leurs clients à tout le moins. Les personnes les plus susceptibles de bénéficier de ces appareils sont celles qui sont nouvellement diagnostiquées comme ayant le diabète de type 1. Les instructions de fonctionnement varient mais elles doivent toujours être suivies scrupuleusement. Chaque appareil utilise un type de bandelettes réactives précis. Bien qu'une formation soit donnée à la clinique pour l'utilisation des appareils de mesure, certaines personnes trouvent l'équipement difficile à utiliser une fois à la maison.

- De très fines lames ou aiguilles nommées lancettes spécialement conçues sont disponibles gratuitement sur ordonnance pour la SGD. Tout comme les aiguilles pour l'insuline, elles doivent être placées dans un contenant avec un couvercle après leur utilisation et éliminées de façon sécuritaire, conformément aux arrangements locaux et aux conseils donnés par la clinique. Des dispositifs portatifs qui peuvent être pré-chargés avec une lancette sont offerts. Lorsqu'elle est placée sur le côté du doigt et déclenchée, la pointe d'une lancette transperce la peau d'une piqûre, facilitant ainsi l'obtention d'une goutte de sang. Quelle que soit la méthode utilisée, de nombreuses personnes estiment que la piqûre au doigt est la partie la plus difficile de la SGD et trouvent cela désagréable au point de ne pas effectuer de test de glycémie aussi souvent qu'elles le devraient.

- L'obtention de résultats exacts par une SGD dépend de l'attention à toutes les étapes de la marche à suivre, de l'obtention d'une goutte de sang «propre» à l'utilisation adéquate et à l'entreposage des bandelettes réactives, de l'appareil de mesure et du tableau. Une fois obtenue, chaque lecture doit être notée dans un «journal de surveillance» fourni par la clinique. Il est bien connu qu'une erreur peut facilement survenir à n'importe quelle étape, avec des conséquences potentiellement graves si le résultat final est une modification inappropriée de la dose d'insuline.

- Certaines personnes estiment, tout à fait naturellement, que la SGD est une tâche de trop en plus de la nécessité quotidienne de s'injecter de l'insuline. Il n'est pas rare de constater d'importants écarts entre les résultats présentés par le patient et ceux (fondés sur l'Hb glycolsylée, *voir* SURVEILLANCE EN CLINIQUE DE LA GLYCÉMIE, plus loin) obtenus par la clinique. Tel qu'il a été noté précédemment, les personnes peuvent ne pas effectuer assez de tests, puis à mesure que le rendez-vous à la clinique approche, être tentées d'inventer de bons résultats ! La seule façon d'éviter cela est de s'assurer que le patient comprenne bien comment sa santé peut bénéficier d'une SGD effectuée sur une base régulière.

- Les personnes qui souffrent d'une déficience physique ou mentale, d'une maladie mentale ou de dépression, ainsi que les jeunes enfants peuvent avoir besoin de plus d'aide et d'encouragement avec la SGD. Les membres de la famille et des dispensateurs de soins devront vraisemblablement s'impliquer, tout comme ils le font probablement déjà pour les injections d'insuline. Les dispensateurs de soins et les membres de la famille peuvent ressentir l'exécution de ces tâches comme un fardeau particulièrement lourd, qui limite leur propre liberté et les lie au quotidien de la personne affectée par le diabète. Tout cela exige une bonne compréhension, de l'aide, du soutien et une bonne relation avec le personnel de la clinique afin que les problèmes puissent être discutés de façon ouverte. De même, les diabétiques ayant un handicap physique peuvent se sentir frustrés de ne pas être capables de gérer seuls la SGD et les injections d'insuline et peuvent avoir à supporter cette dépendance.

Réaction à la glucose oxydase

Le test de SGD est fondé sur une réaction biochimique causée par une enzyme nommée glucose oxydase. Les bandelettes réactives sont imprégnées de cette enzyme et d'une teinture réduite. Lorsqu'une goutte de sang est déposée sur la bandelette, le glucose qu'elle contient est oxydé par l'enzyme (c.-à-d. de l'oxygène est ajouté) et produit de l'acide gluconique et du peroxyde d'hydrogène.

La quantité de peroxyde d'hydrogène produit est directement proportionnels à la quantité de glucose dans le sang. Le peroxyde d'hydrogène réagit avec la teinture dans la bandelette et produit une couleur qui est fonction de la quantité de glucose présente dans la goutte de sang.

Interprétation des résultats : quelles sont les valeurs de contrôle acceptables ?

Une fois de plus, le personnel de la clinique évaluera ce qui constitue des valeurs de contrôle raisonnables pour chaque personne, et ses conseils devraient être suivis. Idéalement, un bon contrôle de la glycémie est visé, ce qui signifie des valeurs se situant entre 4 et 7 mmole/l entre les repas (et 9 mmole/l après un repas). De façon pratique, il s'avère difficile de toujours demeurer dans l'échelle de valeurs idéales pour un certain nombre de raisons, dont parfois des causes métaboliques complexes sur lesquelles le patient a très peu de contrôle. Il est donc important de comprendre qu'un résultat qui se situe en dehors de l'échelle ne représente pas une faute ou un échec personnels et qu'il ne devrait pas devenir un problème de conscience pour la personne qui croit qu'elle a fait ou n'a pas fait quelque chose. Ce qui importe est que la personne sache quelles mesures doivent être prises si une série constante de lectures trop élevées ou trop basses est survenue en prenant une collation, par exemple, ou en modifiant la dose d'insuline s'il y a lieu, ou en prenant une mesure d'évitement si une seule lecture indique un risque d'hypoglycémie.

SURVEILLANCE EN CLINIQUE DE LA GLYCÉMIE : DÉPISTAGE DE L'HB GLYCOSYLÉE

Certains prélèvements sanguins effectués en clinique sont soumis à un différent type de contrôle en laboratoire qui mesure la quantité d'hémoglobine glycosylée ou Hb glycosylée. L'Hb glycosylée est produite par la glycation de l'hémoglobine. Le processus biochimique de glycation consiste en la fixation de molécules de glucose à la partie amine des protéines. L'hémoglobine est l'importante substance respiratoire des globules rouges qui contient un pigment responsable de la coloration rouge du sang mais qui transporte également l'oxygène dans le corps. La glycation survient dans d'autres tissus également, endommageant et altérant la structure des protéines. Elle fait partie d'un processus appelé couplage des protéines qui mène à la production et à l'accumulation de substances connues sous le nom de produits de glycation avancée ou AGE (pour *Advanced Glycation End products*). Le processus de glycation, qui survient sans l'activité d'enzymes, est proportionnel à la concentration moyenne de glucose dans le sang. Étant donné que, par rapport à l'hémoglobine normale, la quantité d'Hb glycosylée dans le sang est proportionnelle aux taux moyens de glucose des semaines précédentes, elle fournit une évaluation utile de la glycémie dans le cas du diabète. Il est bien connu que, dans le cas d'une santé normale, la proportion d'Hb glycosylée se situe entre 4 et 6 pourcent. Une mesure de l'Hb glycosylée dans le cas du diabète est effectuée au moins deux fois par année lors d'examens de routine en clinique. Le registre de SGD de la personne et la mesure de l'Hb glycosylée permettent de bien évaluer le contrôle glycémique global, et les résultats combinés constituent la base sur laquelle le personnel clinique se fonde pour suggérer des changements au traitement à l'insuline ou aux médicaments, s'il y a lieu. L'Hb glycosylée peut être considérée comme complémentaire aux registres quotidiens de SGD. Les résultats doivent être interprétés avec précaution par des experts étant donné qu'il peut y avoir des circonstances où de « fausses » lectures peuvent être obtenues, comme dans le cas de conditions qui affectent les globules rouges mêmes.

Il convient de noter que la glycation et le couplage de protéines avec l'accumulation d'AGE sont favorisés par l'hyperglycémie, en particulier lorsque cette situation n'est pas détectée et qu'elle persiste pendant longtemps, comme c'est souvent le cas avec le diabète de type 2. Tout laisse croire que ce processus contribue aux dommages aux tissus que l'on peut constater dans des COMPLICATIONS À LONG TERME du diabète telles que des changements à la paroi des vaisseaux sanguins dans le cas des maladies artérielles et cardiaques. Le rétablissement d'un bon contrôle de la glycémie, en particulier au début du diabète, contribue à ralentir la glycation et le couplage et donc à prévenir les dommages aux protéines et aux tissus. Le processus est toutefois également associé au vieillissement et aux changements tissulaires qui surviennent lorsque les personnes avancent en âge, que le diabète soit présent ou non.

DÉVELOPPEMENTS RÉCENTS DANS LA SURVEILLANCE DE LA GLYCÉMIE

De nouvelles façons de mesurer les taux de glycémie qui visent à faciliter le processus pour les personnes atteintes de diabète font l'objet de recherches et de développements continus. De nombreux projets ont été mis en place pour le développement de nouveaux appareils de mesure sophistiqués pouvant donner une lecture de la glycémie en quelques secondes et offrant également d'autres caractéristiques. De nouveaux dispositifs non invasifs qui ne requièrent pas d'échantillon de sang sont également mis à l'essai. Certains d'entre eux utilisent des techniques au laser ou à l'infrarouge, mais ils doivent tous être calibrés assez fréquemment et cela nécessite un échantillon de sang. Un nouveau dispositif, toutefois, qui est développé aux É.-U. et qui se porte comme une montre, arrive à mesurer le taux de glucose dans le liquide interstitiel (un liquide clair entre les cellules et les tissus) sans percer la peau. À l'heure actuelle, ces nouveaux dispositifs sont chers et ne sont pas offerts à grande échelle, mais on s'attend à ce qu'il soient éventuellement introduits sur le marché. Un méthode non invasive de mesure de la glycémie rendrait tout le processus de SGD bien plus acceptable, et combien plus susceptible d'être effectué. Cela à son tour aiderait les gens à gérer leur diabète de façon plus efficace.

ANALYSE D'URINE À DOMICILE (AUD)

L'analyse d'un échantillon d'urine pour déceler la présence de glucose ou en déterminer le taux est une façon bien plus primaire d'évaluer le contrôle glycémique. Elle offre l'avantage d'être simple à exécuter et n'est pas invasive ; il n'y a donc aucun inconfort. Cela en fait un test plus acceptable que la SGD et, donc, plus susceptible d'être exécuté. Malheureusement, elle comporte de nombreux désavantages. La présence de glucose dans l'urine dépend du seuil rénal de la personne. Tel qu'il a été mentionné précédemment, il s'agit du niveau ou de la concentration au-delà desquels le glucose cesse d'être « recyclé » par les reins pour être retourné dans la circulation et passer dans l'urine. Normalement, ce niveau chez les adultes se situe à 10 mmole/l, mais il varie considérablement, non seulement d'une personne à l'autre, mais également à différents stades de la vie d'une personne. Les enfants ont tendance à avoir un seuil rénal bas et peuvent présenter une glycosurie (sucre dans l'urine) sans avoir le diabète. Les personnes âgées sont plus susceptibles d'avoir un seuil rénal élevé. La glycosurie peut être absente en présence d'hyperglycémie et d'Hb glycosylée élevée. La concentration de l'urine et la quantité de liquide qui a été bue peuvent influencer la lecture de l'AUD et, plus important encore, une analyse d'urine ne peut détecter une HYPOGLYCÉMIE. Malgré ses limites, l'AUD peut fournir des renseignements utiles et peut rassurer, en particulier les personnes atteintes du diabète de type 2. Elle s'avère cependant inadéquate comme méthode de vérification pour les diabètes contrôlés de façon rigoureuse ou lorsqu'il y a un risque d'hypoglycémie.

Comment effectuer une analyse d'urine

L'analyse pour détecter la présence de sucre dans l'urine se fait au moyen de bandelettes imprégnées d'un agent réactif qui change de couleur selon la quantité de glucose présente. L'analyse consiste simplement à recueillir un échantillon d'urine et à y tremper la bandelette ou encore à tenir la bandelette dans le jet d'urine. L'analyse est minutée et la couleur est comparée aux couleurs dans un tableau qui indiquent la quantité de sucre présente. Le moment et la fréquence des analyses dépendent des conseils donnés par l'équipe de soins. Le résultat des analyses devrait être noté dans un journal ou sur un tableau qui sera conservé et pourra être analysé si nécessaire.

Analyse d'urine pour dépister les cétones

Bien que cette analyse s'effectue de façon semblable à celle décrite plus haut, c'est-à-dire en trempant un bâtonnet spécialement préparé ou une bandelette dans un échantillon d'urine et en notant le changement de couleur, les raisons qui justifient cette analyse sont complètement différentes. Dans ce cas-ci, l'analyse ne vise pas à détecter le glucose, mais bien les cétones afin de déceler une cétonurie. La cétonurie est une caractéristique du diabète de type 1 et constitue un signal avertisseur du risque de CÉTOACIDOSE DIABÉTIQUE. Les personnes nouvellement diagnostiquées comme ayant le diabète de type 1 présentent souvent des résultats de test positifs quant à la présence de cétones dans leur urine, mais ceux-ci disparaissent habituellement assez rapidement avec le début du traitement à l'insuline. En fait, la cétonurie s'améliore habituellement avant même l'hyperglycémie. L'analyse d'urine pour déceler des cétones peut donc être suggérée aux personnes dans cette situation et elle peut fournir des preuves précoces de l'efficacité de la thérapie à l'insuline. L'analyse peut également s'avérer utile lors d'épisodes occasionnels de maladie (*voir* Chapitre 11, COMPOSER AVEC LA MALADIE ET LES INFECTIONS). L'analyse d'urine pour dépister les cétones s'effectue au moyen de bâtonnets ou de bandelettes réactives qui peuvent déceler l'acétylacétate. Un changement de couleur survient, qui peut ensuite être comparé aux couleurs. La couleur indique s'il y a une minuscule, petite, moyenne ou grande quantité présente. La personne recevra alors des conseils sur la pertinence de prendre des mesures et, le cas échéant, quelles devraient être ces mesures ; si le résultat indique un risque potentiel, une admission à l'hôpital peut s'avérer nécessaire pour stabiliser le diabète.

6

HYPOGLYCÉMIE

De nombreuses personnes croient que l'hypoglycémie est une caractéristique du diabète quand, en fait, il s'agit plutôt d'un effet secondaire de certains traitements de cette condition, notamment la thérapie à l'insuline et aux sulfonylurés. L'hypoglycémie est plus courante chez les personnes atteintes du diabète de type 1 ; 10 pourcent d'entre elles ayant au moins un épisode grave d'hypoglycémie par année qui requiert un traitement à l'hôpital, en plus d'épisodes moins graves. La bonne nouvelle est que ces épisodes sont presque toujours traités avec succès et la personne se rétablit habituellement rapidement. Malgré cela, l'hypoglycémie est l'effet secondaire du traitement à l'insuline que les gens redoutent le plus, de façon assez compréhensible. Malheureusement, comme nous l'avons vu, l'incidence d'«hypos» graves augmente avec le contrôle glycémique rigoureux dans le cas du diabète de type 1. Il s'agit du principal facteur limitant la thérapie à l'insuline intensive et l'atteinte d'un bon contrôle glycémique. Un traitement intensif est hautement souhaitable étant donné qu'il réduit le risque de complications diabétiques, mais la crainte de l'hypoglycémie fait hésiter de nombreux diabétiques quant à son adoption.

Les personnes atteintes du diabète de type 2 qui sont traitées aux sulfonylurés et à l'insuline peuvent également avoir des épisodes d'hypoglycémie, mais dans la plupart des cas, ces épisodes sont moins fréquents et moins graves. Toutefois, les épisodes très graves d'hypoglycémie constituent un risque reconnu du traitement aux sulfonylurés, en particulier chez les personnes âgées. Ces épisodes peuvent s'avérer fatals dans certains cas très rares. Lorsque ces cas sont survenus, ils ont habituellement été liés à l'un des sulfonylurés à action prolongée, bien que n'importe quel médicament de ce groupe puisse potentiellement être à l'origine d'une hypoglycémie. Ce risque signifie que les sulfonylurés à action prolongée ne sont habituellement pas prescrits aux personnes âgées. On croit que l'action des sulfonylurés visant à supprimer la production de glucose par le foie est la principale raison pour laquelle ces médicaments peuvent causer une hypoglycémie. Les personnes âgées semblent être particulièrement sensibles à cet effet. D'autres situations à risque élevé pouvant exacerber le potentiel hypoglycémique des sulfonylurés comprennent les interactions avec d'autres médicaments, y compris l'alcool, et les stress métaboliques causés par des périodes d'infection ou de maladie (*voir* Chapitre 11).

DÉFINITION DE L'HYPOGLYCÉMIE

On dit qu'une hypoglycémie est présente si le taux de glucose dans le sang est inférieur à 3 mmole/l. Cela est devenu le «niveau de travail» adopté par les cliniques du diabète et sur lequel elles fondent les avis donnés aux patients.

CAUSES DIRECTES DE L'HYPOGLYCÉMIE

À court terme, l'hypoglycémie est due à deux causes principales qui ont trait à l'apport en glucides ou à la quantité d'insuline disponible. Assez fréquemment, une hypo est causée soit par un apport inadéquat de glucides comme dans le cas d'un repas omis, pris trop tard ou trop léger, ou par une accélération de la vitesse à laquelle le glucose est utilisé en raison d'une demande énergétique accrue. Cette dernière situation découle généralement de l'augmentation de l'exercice ou de l'activité physique, laquelle peut être quelque chose d'aussi simple que le jardinage ou le nettoyage du printemps. Il arrive également qu'une hypo soit causée par un excès de traitement. Cela peut être le résultat direct d'une trop grande quantité d'insuline injectée ou, dans le cas des SULFONYLURÉS, d'un excès de la dose qui provoque une sécrétion d'insuline par les cellules bêta supérieure à la normale. Dans les deux cas, l'effet peut être une chute du taux de glucose en circulation et, si celui-ci descend trop, le développement d'une hypoglycémie. D'autres causes ou facteurs directs qui peuvent contribuer à un épisode comprennent une consommation d'alcool plus élevée que la normale, le changement du point d'injection, et la température élevée (qui affecte le métabolisme de l'insuline et du glucose). Il peut ne pas y avoir de causes évidentes pour une « hypo », mais après le rétablissement, il est toujours bon de passer en revue les événements précédents et d'essayer de découvrir la raison pour laquelle l'épisode est survenu. Habituellement, un facteur qui peut sembler insignifiant, possiblement quelque chose qui n'a jamais été problématique auparavant, finit par devenir la cause la plus probable. Le but de cette « autopsie » est d'essayer d'éviter une récurrence dans l'avenir, même si cela peut s'avérer difficile.

CAUSES À PLUS LONG TERME DE L'HYPOGLYCÉMIE (RÉCURRENTE)

Il existe un certain nombre d'autres causes à plus long terme de l'hypoglycémie qui, généralement, en font un épisode récurrent plutôt qu'un épisode unique dû à un événement récent. Ces causes comprennent :

- La période de « lune de miel » dans le cas du diabète de type 1, où il semble y avoir un rétablissement des cellules des îlots (invariablement de courte durée) après le début du traitement à l'insuline. La période de lune de miel se termine habituellement de façon abrupte et coïncide souvent avec une période de maladie. Une personne dans cette situation est habituellement surveillée attentivement et maintenue sur une dose minimale d'insuline lui est administrée afin d'éviter une hypoglycémie plutôt que d'interrompre complètement le traitement à l'insuline.

- L'altération ou le changement de la sensibilité à l'insuline, par exemple la disparition de l'INSULINORÉSISTANCE à la suite d'un accouchement ou après le retrait d'une stéroïdothérapie.

- Le développement d'une maladie rénale ou hépatique grave, une activité réduite de l'hypophyse ou de la glande thyroïde, la maladie d'Addison, les troubles affectant l'absorption des éléments nutritifs, par ex. la maladie cœliaque.

- Une perte de poids importante ou un trouble de l'alimentation.

Ces troubles peuvent affecter diverses personnes de différentes façons en ce qui a trait à l'hypoglycémie. Le traitement de la cause principale plutôt que de l'hypoglycémie même élimine ou réduit habituellement le risque d'épisodes.

LE MÉTABOLISME PENDANT L'HYPOGLYCÉMIE

À mesure que le taux de glycémie chute au cours d'une hypoglycémie, le corps réagit en activant une séquence d'hormones de compensation pour tenter de renverser le déclin. Les hormones sont sécrétées dans une séquence précise, soit le glucagon (des cellules alpha du pancréas), l'adrénaline et la noradrénaline (sécrétées par une partie des glandes surrénales appelée medulla et dont la fonction normale consiste à préparer le corps à la peur, à la fuite ou à la lutte), le cortisol (sécrété par le cortex des glandes surrénales et impliqué dans le métabolisme du glucose et la réponse au stress), et l'hormone de croissance (de l'hypophyse). Le glucagon, l'adrénaline et la noradrénaline stimulent les processus de glycogénolyse et de gluconéogenèse (*voir* Chapitre 1, LE DIABÈTE DANS SON CONTEXTE), ce qui entraîne la production et la sécrétion de glucose par le foie. Le cortisol et l'hormone de croissance sont moins impliqués dans l'hypoglycémie aiguë mais sont importants pour le rétablissement ultérieur des taux de glucose. Toutefois, lorsque la sécrétion de ces hormones est compromise pour quel que raison que ce soit, comme dans le cas des troubles de l'hypophyse (cette glande contrôle la production surrénale de cortisol) et de la maladie d'Addison, laquelle affecte les glandes surrénales mêmes, l'hypoglycémie est plus susceptible de survenir. La maladie d'Addison elle-même peut être un facteur de complication du diabète de type 1.

Lorsque l'insuline ou les SULFONYLURÉS sont nécessaires pour traiter le diabète, les réactions hormonales de com

pensation ne suffisent souvent pas à prévenir l'hypoglycémie.

DEGRÉS CLINIQUES DE L'HYPOGLYCÉMIE ET DE SES SYMPTÔMES

En termes médicaux cliniques, on reconnaît quatre
degrés d'hypoglycémie.

- Degré 1 : son existence peut être détectée biochimique-
  ment mais elle ne provoque aucun symptôme.

- Degré 2 : elle provoque uniquement des symptômes
  légers et peut être traitée facilement par la personne
  affectée.

- Degré 3 : elle provoque des symptômes plus graves et
  nécessite l'aide d'une autre personne.

- Degré 4 : très grave, elle entraîne une perte de conscience, un coma et des convulsions, et nécessite un
  traitement d'urgence à l'hôpital.

Dans les faits, les personnes qui ont un épisode d'hypoglycémie ou qui sont considérées comme à risque
reçoivent des conseils quant à la façon de traiter les trois
catégories désignées comme légère, modérée et grave. Le
traitement pour celles-ci est décrit plus bas.

Les symptômes de l'hypoglycémie peuvent être
attribués à deux causes principales. La participation du
système nerveux autonome (la partie du système nerveux
qui n'est pas assujetti à un contrôle conscient) et la sécrétion d'hormones par les glandes surrénales, produisant des
symptômes de peur, de fuite et de lutte. Ceux-ci comprennent généralement de l'anxiété, des tremblements, des sueurs,
des frissons, de la pâleur, des palpitations et une accélération
du rythme cardiaque, ainsi que des étourdissements. On les
appelle symptômes adrénergiques. Le cerveau est vite

affecté par l'approvisionnement insuffisant d'énergie, à mesure que le taux de glycémie chute pendant l'hypogly-cémie, provoquant la seconde catégorie de symptômes dits neuroglycopéniques. Ceux-ci comprennent l'incapacité de se concentrer, la confusion, un comportement irrationnel, agressif ou non caractéristique, un trouble d'élocution, un refus de coopérer, une tendance à s'endormir, et une éventuelle perte de conscience. Si la personne n'est pas traitée, il y a un risque de convulsions et possiblement de dommage cérébral permanent ou, dans de rares cas, de mort. Un troisième groupe de symptômes, qui n'appartien-nent pas directement à l'une des deux catégories mais qui surviennent couramment, comprennent la faim, les trou-bles de vision, des maux de tête transitoires, et un senti-ment de faiblesse.

Au cours des conditions expérimentales d'induction d'hypoglycémie, les symptômes adrénergiques apparais-sent à un plus haut taux de glycémie tandis que les symp-tômes neuroglycopéniques n'apparaissent que lorsque le taux continue de chuter. De nombreuses personnes apprennent à reconnaître les symptômes adrénergiques comme le premier signe avertisseur d'une hypoglycémie et sont en mesure d'agir pour corriger la situation. Il y a toutefois des circonstances (*voir* plus bas) où cela n'est pas le cas. Pendant un épisode hypoglycémique, les symp-tômes ne sont pas tous nécessairement présents, ou cer-tains symptômes neuroglycopéniques peuvent apparaître en même temps que les symptômes adrénergiques, rendant ainsi la situation moins claire.

CONSEILS ET TRAITEMENT DE L'HYPOGLYCÉMIE

Tout comme la personne affectée, les membres de la famille et les amis doivent apprendre à reconnaître l'hypoglycémie et les gestes à faire. Cela constitue une partie importante de l'éducation sur le diabète. Une personne sujette aux «hypos» devrait toujours avoir sur elle du sucre sous forme rapidement absorbable tel que des comprimés de glucose, des morceaux de gomme à mâcher, des bonbons tendres, du miel, du chocolat ou une boisson gazeuse. Agir dès les premiers stades permet de rétablir la personne et prévient le développement d'autres symptômes.

Hypoglycémie légère

Les symptômes ressentis le plus couramment sont les symptômes adrénergiques ou ceux du troisième groupe. Le traitement consiste simplement à prendre une petite quantité (10 g) de glucose rapidement absorbable tel que quatre comprimés de glucose ou bonbons, deux cuillérées de miel ou une petite boisson gazeuse. Une personne affectée devrait rester assise tranquillement pendant cinq minutes et, lorsqu'elle se sent mieux, prendre une collation contenant des glucides (par ex. un sandwich ou un fruit), ou prendre le prochain repas, s'il en est l'heure. Cela afin de prévenir la récurrence de l'hypoglycémie. Il est recommandé de vérifier le taux de glycémie après avoir mangé afin de s'assurer qu'il est revenu à une valeur normale, et la dose d'insuline suivante devrait être administrée normalement. Si des symptômes apparaissent pendant qu'une personne conduit une automobile (ou fait fonctionner une machine), il faut trouver une place sure pour s'arrêter et couper le moteur, puis retirer la clé de contact et s'asseoir à la place du passager. Il ne faut pas reprendre la route avant d'être complètement rétabli.

Hypoglycémie modérée

Les fonctions cérébrales sont affectées et les symptômes comprennent généralement la confusion, l'irritabilité et un comportement étrange ou agressif, parfois pris pour de l'ivresse. La personne affectée nécessite l'aide d'une autre personne mais peut tenter de refuser l'aide. Le traitement le plus efficace, dans la mesure où la personne est consciente, consiste à persuader la personne de prendre du sucre sous forme liquide. Un gel de glucose épais qui peut être injecté dans la bouche est vendu en clinique et en pharmacie. Du miel, de la mélasse, une boisson gazeuse ou du sucre dissous dans de l'eau tiède sont également de bonnes solutions de remplacement et devraient être donnés à la cuillère. Même si la personne résiste et ne veut pas avaler, une certaine partie sera absorbée par la muqueuse de la bouche et atténuera les symptômes. Lorsque cela survient, la personne devient habituellement plus coopérative et acceptera alors d'en prendre davantage. Lorsqu'elle se sent mieux, la personne devrait prendre une collation contenant des glucides, tout comme dans le cas d'une hypoglycémie légère.

Hypoglycémie grave (diabète de type 1 et diabète de type 2 traité à l'insuline)

Ce stade est marqué par l'inconscience et, de toute évidence, la personne nécessite une aide extérieure afin de se rétablir. Le traitement d'usage consiste à injecter du glucagon sous la peau, celui-ci étant l'hormone qui stimule la sécrétion d'insuline par le foie (*voir* Chapitre 1, LE DIABÈTE DANS SON CONTEXTE). Le glucagon est offert en trousse facile à utiliser qui contient des instructions simples et claires que l'on peut se procurer en clinique. Habituellement, un membre de la famille reçoit également une formation pour se servir de la trousse dans le cadre de l'éducation générale sur le diabète fournie par la clinique, mais tout le monde peut faire une injection en cas d'urgence. Lorsque la personne reprend conscience, elle doit ingérer une petite quantité de glucose rapidement absorbable suivie d'une collation ou d'un repas contenant des glucides, lorsqu'elle est suffisamment revenue à elle-même pour être en mesure de manger. Le taux de glycémie devrait être surveillé pendant la période de rétablissement. La personne peut ressentir le besoin de se reposer pour le reste de la journée. Si l'injection de glucagon ne fonctionne pas (il peut s'écouler jusqu'à 15 minutes avant que l'effet ne se fasse sentir) et que la personne demeure inconsciente, ou qu'il y a toute autre raison d'être inquiet, une aide médicale d'urgence devrait être appelée.

Hypoglycémie grave causée par les sulfonylurés (diabète de type 2)

Il s'agit ici d'une urgence médicale qui nécessite une intervention professionnelle dans un hôpital. Dans le cas des patients traités aux sulfonylurés, la récurrence de l'hypoglycémie après un premier rétablissement est courante et la personne doit donc être surveillée attentivement. Le traitement repose essentiellement sur l'administration de dextrose par intraveineuse et cela peut nécessiter plusieurs jours. Le glucagon n'est pas un traitement approprié dans le cas de l'hypoglycémie causée par les sulfonylurés étant donné que l'un de ses effets est de stimuler la sécrétion d'insuline, ce qui est susceptible d'aggraver la situation. Bien que rare, ce type d'hypoglycémie est grave et particulièrement inquiétant s'il survient chez une personne âgée.

Hypoglycémie nocturne

L'hypoglycémie qui survient pendant la nuit est assez courante chez les personnes avec le diabète de type 1 et ne provoque souvent aucun symptôme. Cette situation est particulièrement inquiétante pour les parents lorsqu'elle survient chez de jeunes enfants qui risquent plus une altération des fonctions cérébrales si les attaques sont fréquentes. Pour cette raison, les parents reçoivent des conseils spéciaux et détaillés sur les façons de réduire les risques et les gestes à faire. Chez les adultes, l'hypoglycémie nocturne provoque parfois des symptômes de transpiration nocturne ou un mal de tête au réveil. Si des épisodes d'hypoglycémie nocturne sont soupçonnés, il est conseillé d'effectuer une SURVEILLANCE DE LA GLYCÉMIE À DOMICILE entre 2 et 3 heures, quelques nuits de suite (selon l'avis clinique). Il est habituellement nécessaire de modifier la dose d'insuline du soir et de récentes recherches laissent suggérer que c'est la dose d'insuline claire à action brève qui est la plus critique dans les épisodes d'hypoglycémie nocturne. En outre, il est souvent nécessaire de prendre une collation contenant des glucides au coucher. Il est très important d'être prudent avec la consommation d'alcool, en particulier si l'hypoglycémie nocturne constitue un problème. Même une petite quantité d'alcool (qui ne serait pas considérée comme excessive en temps normal) peut causer des problèmes chez les personnes à risque et l'hypoglycémie liée à l'alcool peut survenir plusieurs heures après la consommation.

On croit que des épisodes non reconnus et récurrents d'hypoglycémie nocturne peuvent contribuer considérablement au problème de NON-PERCEPTION DE L'HYPOGLYCÉMIE (voir plus bas). De plus, l'hypoglycémie est plus susceptible de survenir la nuit parce que les réactions physiologiques normales à une chute du taux de glycémie sont réduites pendant certains stades (sommeil lent) du sommeil.

FACTEURS QUI INFLUENCENT L'HYPOGLYCÉMIE

De nombreux facteurs variés, étroitement liés au traitement à l'insuline nécessaire, peuvent influencer l'hypoglycémie.

Répercussions de l'hypoglycémie récurrente et de la non-perception de l'hypoglycémie

La thérapie à l'insuline pendant plus de cinq ans et le diabète pendant toute une vie sont deux facteurs éventuellement susceptibles de causer une déficience des réactions hormonales de compensation face à l'hypoglycémie, en particulier lorsque le glucagon est en cause. Un bon approvisionnement de glucose dans la circulation en tout temps est essentiel à une fonction cérébrale normale. Le glucose est transporté au cerveau par des protéines transporteuses spécialisées appelées GLUT 1. Il a été démontré que les épisodes précédents et récurrents d'hypoglycémie (tels que l'hypoglycémie nocturne) altèrent la vitesse à laquelle cela se produit dans des épisodes subséquents. Le taux de transfert de glucose au cerveau est plus élevé au cours des épisodes subséquents d'hypoglycémie, ce qui constitue une réaction adaptative. Les réactions hormonales déficientes et les changements adaptatifs du transfert de glucose au cerveau peuvent tous deux se traduire par une perte ou une réduction de la perception des symptômes hypoglycémiques. C'est ce que l'on nomme la non-perception de l'hypoglycémie. Dans un tel cas, la personne ne perçoit les symptômes qu'à un taux de glycémie plus bas, ou elle peut ne pas les percevoir du tout. Cela laisse donc beaucoup moins de temps pour prendre des mesures de rétablissement et le risque d'une perte de conscience et du développement d'un épisode beaucoup plus grave est plus élevé. C'est la situation qui survient le

plus fréquemment dans le cas d'un diabète de type 1 contrôlé de façon rigoureuse et traité de façon intensive.
Assez souvent, la perception des symptômes avertisseurs
peut être rétablie en revenant à un type de traitement
moins intensif dans lequel la glycémie est maintenue à un
niveau plus élevé.

Effet des différents types et espèces d'insuline

Au Royaume-Uni, de nombreux débats ont eu lieu quant
à la possibilité que certains types d'insuline puissent causer
une non-perception de l'hypoglycémie. Cette question a été
soulevée parce que certaines personnes ont signalé une
réduction de la perception lorsqu'elles sont passées de l'insuline d'origine animale à l'insuline humaine. Bien qu'il n'y
ait aucune preuve scientifique appuyant la possibilité d'un
tel problème avec l'insuline humaine, il est reconnu que les
personnes peuvent réagir différemment à un type d'insuline
donné et que des modifications des doses peuvent être
nécessaires dans le cas d'un remplacement d'une insuline par
une autre. Le personnel clinique est toujours prêt à discuter
des préoccupations des patients face à l'insuline et à fournir
un certain type d'insuline ou à suggérer un changement si
cela s'avère bénéfique éventuellement.

PRÉVENTION DE L'HYPOGLYCÉMIE

Pendant tout le temps que dure un traitement à vie à
l'insuline (ou aux sulfonylurés), il est difficile de prévenir
entièrement tout épisode occasionnel d'hypoglycémie.
Certaines mesures peuvent toutefois être prises afin de
minimiser le risque. Certaines d'entre elles ont déjà été
mentionnées, mais on peut les résumer comme suit :

• Prendre les doses d'insuline aux moments recommandés
  par les membres de l'équipe clinique.

- Prendre les repas et les collations à l'heure, encore une fois selon les conseils de l'équipe clinique.

- Surveiller les taux de glycémie sur une base régulière afin de vérifier l'effet de chaque dose d'insuline et pour s'assurer que les injections correspondent à l'apport de nourriture.

- Toujours avoir du glucose sur soi.

- Être conscient des effets sur la vitesse d'absorption de l'insuline que peut entraîner le changement de point d'injection ; l'équipe clinique pourra donner des conseils à cet égard.

- Toujours prendre une collation ou un repas avant de conduire une automobile. Pour les longs trajets, vérifier la glycémie avant et pendant le déplacement. Faire des arrêts réguliers pour manger et se reposer. Si des signes avertisseurs d'une hypoglycémie apparaissent, arrêter l'automobile à un endroit sûr, couper le moteur, retirer la clé de contact et s'asseoir à la place du passager pour prendre le glucose.

- Toujours avoir sur soi une pièce d'identité de diabétique afin que la condition soit reconnue rapidement en cas d'hypoglycémie.

- Informer les membres de la famille, les amis, les collègues de travail, etc. de la possibilité d'une hypoglycémie. Expliquer les mesures à prendre dans un tel cas.

- Être conscient des effets que peut avoir l'EXERCICE, ajuster la dose d'insuline et prendre une collation contenant des glucides avant de commencer, conformément aux conseils de l'équipe clinique. Si l'exercice est imprévu, prendre une quantité supplémentaire de glucides.

- Accorder une attention particulière dans les déplacements et les voyages qui impliquent de traverser des fuseaux horaires (*voir* Chapitre 11).

7

Complications aiguës d'ordre métabolique découlant du diabète

Un certain nombre de complications connues sont liées au diabète et il est possible de les diviser en deux grandes catégories. La première catégorie de complications métaboliques aiguës, bien qu'elles soient assez rares, est composée des urgences médicales potentiellement fatales qui nécessitent une admission immédiate à l'hôpital pour un traitement intensif. Ce sont la cétoacidose diabétique (CAD) et le syndrome non cétonique hyperosmolaire (NCHO). La seconde catégorie de complications connues liées au diabète est composée des complications à long terme et elles sont présentées aux Chapitres 8 et 9.

CÉTOACIDOSE DIABÉTIQUE (CAD)

La CAD est une condition métabolique grave qui consiste en une hypoglycémie marquée et des taux très élevés de cétones dans le sang, lesquels entraînent une acidose métabolique. Cela signifie que l'acidité du sang et des liquides tissulaires est beaucoup plus élevée que la normale en raison d'une déficience du contrôle métabolique, causant ainsi des dérèglements physiologiques graves. Les définitions médicales suivantes pour la CAD ont été suggérées :

«Un diabète grave non contrôlé nécessitant un traitement d'urgence à l'insuline et aux liquides intraveineux, avec une concentration sanguine de cétones supérieure à 5 mmole/l.» (Alberti, 1974)

***

«Une concentration bicarbonatée du plasma capillaire ou artériel inférieure à 15 mmole/l.» (Krentz et Nattress, 1977)

***

Une réaction aux cétones urinaires égale ou supérieure à ++. (Dans la plupart des services d'urgence, la présence de cétones dans l'urine est mesurée en utilisant des bâtonnets. (*Voir* Chapitre 5, ANALYSE D'URINE POUR DÉPISTER LES CÉTONES.)

La CAD se développe habituellement rapidement sur une période de quelques jours et provoque un certain nombre de symptômes et de signes cliniques. Ceux-ci comprennent :

- Soif et miction (polyurie) excessives ;
- Élimination de grandes quantités d'urine la nuit (polyurie nocturne) ;
- Perte de poids rapide (en raison de la déshydratation et de la défaillance métabolique) ;
- Nausées et vomissements ;
- Faiblesse et crampes musculaires, en particulier dans les jambes ;
- Rougeur au visage ;
- Douleur sourde à l'abdomen ;

- Respiration accélérée (appelée respiration Kussmaul, causée par l'acidose) ;

- Tendance au sommeil et, éventuellement, coma.

Les personnes avec une CAD sont souvent admises à l'hôpital avec des vomissements persistants comme symptôme le plus apparent. À mesure que l'acidose s'aggrave, elle a des effets sur le cœur et la circulation et les personnes présentant une CAD grave peuvent avoir des battements de cœur accélérés, de l'arythmie et de l'hypotension (pression artérielle très basse) en plus des symptômes listés plus haut. Le traitement comprend une gestion adroite dans une unité de soins intensifs et une surveillance constante et attentive de la condition de la personne. Le but est de corriger les déséquilibres physiologiques inhérents à la déshydratation, à la perte d'électrolytes et à l'hypoglycémie. Cela comprend la réhydratation avec des liquides, des électrolytes et de l'insuline, tous administrés par intraveineuse. À mesure que l'état de la personne s'améliore, l'insuline est administrée par injections subcutanées et la personne est encouragée à manger normalement aussitôt qu'elle est en mesure de le faire.

Malheureusement, des complications aiguës et graves, parfois fatales, peuvent accompagner la CAD, y compris les œdèmes cérébraux (liquide sur le cerveau), plus susceptibles de survenir chez les enfants, le syndrome de détresse respiratoire chez les adultes, les thromboembolies (thrombose, accident vasculaire cérébral), et, dans de rares cas, une coagulation et une viscosité accrues du sang (appelée coagulation intravasculaire disséminée). En outre, encore dans de rares cas, une infection fongique opportuniste des voies nasales, des sinus et du cerveau peut se développer, condition appelée mucormycose rhinocérébrale.

La CAD est plus susceptible d'affecter les personnes avec le diabète de type 1, mais elle peut aussi affecter les personnes avec le syndrome de type 2 dans des cas inhabituels. Le taux de mortalité global de la CAD est d'environ 5 pourcent des personnes affectées, et dans certains cas, il peut y avoir un facteur déclenchant identifiable. Les facteurs déclenchants les plus courants sont :

- Une infection (la cause la plus probable), soulignant ainsi l'importance de continuer d'administrer les doses d'insuline pendant des épisodes de maladie.

- Une mauvaise gestion du diabète (liée à ce qui précède) par la personne concernée ou, plus rarement, par les professionnels de la santé. Dans la plupart des cas, la mauvaise gestion consiste à ne pas administrer l'insuline.

- Un diabète non diagnostiqué (environ 10 pourcent des personnes affectées d'une CAD ne sont pas diagnostiquées comme ayant le diabète).

- Aucune cause identifiable évidente.

Bien que la CAD soit une condition grave, elle est relativement rare et les risques peuvent être réduits en suivant à la lettre les instructions pour une bonne gestion du diabète.

SYNDROME NON CÉTONIQUE HYPEROSMOLAIRE (NCHO)

Le NCHO ressemble à la CAD en ce qui concerne son développement, les personnes affectées, la physiologie, les symptômes et le taux de mortalité, mais il existe également d'importantes différences. Le NCHO se développe habituellement sur une période de plusieurs semaines, plutôt que de jours comme c'est généralement le cas avec la CAD. Il est caractérisé par des taux de glycémie très élevés, habituellement supérieurs à 50 mmole/l et souvent supérieurs à 60 mmole/l. Dans le cas d'une CAD, l'hyperglycémie n'est pas aussi élevée et les taux de glycémie sont habituellement inférieurs à 40 mmole/l. Dans le cas d'un NCHO, il n'y a pas de cétose ou d'acidose, de cétonurie ou d'hypercétonémie. Les cétones sont absents du sang ou de l'urine ou ils y sont en quantité minimale, ce qui diffère grandement de la CAD. Dans le cas du NCHO, la concentration de bicarbonate dans le sang plasmatique est élevée, habituellement supérieure à 18 mmole/l (osmolarité plasmatique), alors que dans le cas d'une CAD, la concentration est habituellement inférieure à 15 mmole/l. Le NCHO entraîne une déshydratation grave, une soif marquée, une polyurie, une tendance au sommeil et, éventuellement, une perte de conscience, des signes similaires à ceux de la CAD. La personne souffrant du NCHO réagit souvent à sa soif intense en buvant une grande quantité de boisson effervescente sucrée qui ne fait qu'aggraver la situation en contribuant à l'hyperglycémie et à la déshydratation. Le NCHO ne provoque aucun symptôme de vomissements ou de respiration Kussmaul anormale, mais les personnes affectées sont souvent admises à l'hôpital dans un état inconscient comme urgences médicales.

Le NCHO survient moins souvent que la CAD et affecte habituellement les personnes avec le diabète de type 2. On le rencontre plus couramment chez les personnes d'âge moyen ou les personnes âgées et, dans 60 pourcent des cas, il survient chez des personnes non diagnostiquées comme ayant le diabète. À 30 pourcent, le taux de mortalité est beaucoup plus élevé que celui de la CAD, et la mort résulte souvent de complications thromboemboliques telles qu'une embolie pulmonaire ou un accident vasculaire cérébral. Comme dans le cas de la CAD, il existe un certain nombre de facteurs déclenchants, notamment une infection, un traitement avec certains antihypertenseurs (utilisés pour réduire une pression artérielle trop élevée, en particulier les diurétiques thiazidiques), et une consommation élevée de boisson gazeuse (chez les personnes qui ignorent qu'elles ont le diabète, de toute évidence).

Comme dans le cas de la CAD, une personne qui a le NCHO nécessite un traitement et une surveillance spécialisés à l'unité de soins intensifs d'un hôpital. La condition est gérée de façon similaire à une CAD en renversant le processus de déshydratation et de perte d'électrolytes et en débutant un traitement à l'insuline, le tout par voie intraveineuse. Une fois la personne rétablie et en mesure de manger, l'insuline est habituellement administrée par injections subcutanées. Éventuellement, la plupart des personnes qui se remettent d'un NCHO peuvent les remplacer par des ANTIDIABÉTIQUES ORAUX pour gérer leur diabète. Après le rétablissement, la cause de l'épisode est investiguée afin de prévenir toute récurrence.

ACIDOSE LACTIQUE

Il s'agit ici d'une autre complication aiguë rare qui peut résulter d'un métabolisme du lactate déficient. Elle a été associée en particulier à l'utilisation d'un certain type de biguanides (*voir* Chapitre 3, ANTIDIABÉTIQUES ORAUX) appelé phenformine, mais est devenue extrêmement rare depuis que ce médicament a été retiré du marché. Son occurrence se limite maintenant aux personnes traitées au metformin et presque toutes les personnes affectées ont une insuffisance rénale non diagnostiquée et ne pourraient donc pas suivre une thérapie aux biguanides.

8

COMPLICATIONS CHRONIQUES À LONG TERME : MALADIES MICROVASCULAIRES

La seconde catégorie de complications connues liées au diabète sont les complications à long terme qui peuvent être divisées en deux sous groupes : les maladies microvasculaires et les maladies macrovasculaires. Elles ont tendance à se développer sur une période de temps prolongée et peuvent être graves et invalidantes et être une cause de mort prématurée. De bons soins et une bonne gestion du diabète, ainsi que de la santé en général, peuvent réduire les risques.

Les diabètes de type 1 et de type 2 sont tous deux associés au développement de complications touchant les tissus et les organes qui résultent d'altérations et de dommages insidieux à long terme de la circulation microvasculaire (petits vaisseaux sanguins) et macrovasculaire (gros vaisseaux sanguins). Le chapitre suivant traite des complications macrovasculaires.

Les complications microvasculaires sont causées par des taux élevés de glucose intracellulaire qui altèrent certaines réactions biochimiques, causant en bout de ligne des changements aux parois des petits vaisseaux sanguins, les affaiblissant et favorisant les «fuites». L'altération structurelle des protéines par le couplage peut également contribuer à ce dommage (*voir* Chapitre 5, SURVEILLANCE EN CLINIQUE DE LA GLYCÉMIE). Les complications microvasculaires affectent les yeux (RÉTINOPATHIE et conditions en résultant), les reins (NÉPHROPATHIE) et le système neurologique (NEUROPATHIE, par ex. le pied diabétique).

RÉTINOPATHIE (ATTEINTE DES YEUX)

La rétinopathie diabétique est une affection dégénérative qui atteint les capillaires (fins vaisseaux sanguins) de la rétine de l'œil. (La rétine est cette couche qui recouvre l'arrière de l'œil sur laquelle l'impression visuelle se forme.) La rétinopathie est la forme d'affection de l'œil la plus fréquente dans les cas de diabète et elle constitue la cause de cécité partielle ou totale la plus courante dans les pays occidentaux. Les cataractes et le glaucome primaire (c.-à-d. un glaucome qui se développe de façon indépendante) sont tous deux plus susceptibles de survenir chez les diabétiques. Une forme de glaucome secondaire peut également résulter d'une rétinopathie diabétique avancée (un stade très avancé de rétinopathie).

Essentiellement, le dommage aux capillaires, qui se développe sur une longue période de temps, entraîne une dilatation et une fuite de ces fins vaisseaux sanguins, puis leur prolifération. De nouveaux capillaires se développent de façon désordonnée pour tenter de compenser et remplacer les capillaires endommagés et ce processus même entraîne davantage de troubles de la vision. La rétinopathie survient dans les cas de diabète de type 1 et de type 2, mais elle progresse différemment dans chaque cas. Chaque type de diabète comporte un risque plus élevé que l'autre à différents stades de la rétinopathie. Dans les deux types de diabète, toutefois, deux facteurs sont importants en ce qui a trait à la rétinopathie. Ce sont le temps depuis lequel la personne est atteinte du diabète et le degré de contrôle de la glycémie. D'autres facteurs de risque relatifs à l'incidence et à la progression sont l'HYPERTENSION (particulièrement important) et, possiblement l'âge au moment du diagnostic. Sont également significatifs la protéinurie (présence de protéines dans l'urine), l'importance du besoin en insuline et la durée du traitement. L'origine ethnique peut également être un facteur et certaines études indiquent que la rétinopathie est plus susceptible de survenir dans certains groupes raciaux.

Il est bien connu qu'un bon et, surtout, rigoureux contrôle glycémique réduit l'incidence et la progression de la rétinopathie. Paradoxalement, cependant, dans le cas du diabète de type 1, il peut d'abord y avoir une détérioration transitoire de la rétinopathie préexistante lorsque la personne passe d'un contrôle rigoureux à un traitement à l'insuline moins rigoureux. D'autres façons de lutter contre la rétinopathie peuvent comprendre un dépistage régulier chez un spécialiste (examen de la rétine) et, s'il y a lieu, une thérapie au laser pour traiter l'affection. Celles-ci sont discutées plus en détail plus bas. On ne saurait trop insister sur l'importance d'un examen régulier des yeux pour toutes les personnes atteintes du diabète, en particulier à la lumière du fait que la rétinopathie ne provoque habituellement aucun symptôme avant que le dommage ne soit fait et que l'affection soit assez avancée. Il existe plusieurs stades reconnus de la rétinopathie.

Rétinopathie simple

C'est le premier stade de la maladie au cours duquel surviennent de premiers dommages aux vaisseaux sanguins, causant ainsi leur dilatation, une fuite de liquide et des dépôts sur la rétine. À l'examen de la rétine, il est possible d'apercevoir des dépôts cireux, de minuscules hémorragies ou anévrismes ou une tache sur la rétine, mais à ce stade, aucun symptôme n'est présent. Si une rétinopathie simple est décelée, la personne est habituellement surveillée étroitement avec des tests de dépistage additionnels sur une base régulière. Le degré de contrôle de la glycémie peut être discuté et l'intensification du traitement à l'insuline peut être envisagé. En outre, un examen physique complet peut être recommandé afin d'identifier d'autres problèmes potentiels, en particulier une hypertension et des signes de NÉPHROPATHIE.

Rétinopathie pré-proliférante

Il s'agit ici d'un stade plus avancé, mais qui ne provoque toujours aucun symptôme. Un examen des yeux est susceptible de révéler de multiples petites hémorragies et des exsudats cotonneux, ainsi que d'autres anomalies, mais il n'y a pas de formation de nouveaux vaisseaux sanguins. Il y a un risque élevé de progression au prochain stade de rétinopathie proliférante et la personne est donc orientée vers un ophtalmologiste spécialisé pour un rendez-vous sans délai. Un examen de santé global, comprenant le contrôle glycémique et le dépistage d'autres problèmes potentiels, peut également être recommandé.

Rétinopathie proliférante

Ce stade est caractérisé par la croissance de nouveaux vaisseaux sanguins en réaction aux facteurs de croissance libérés par des parties de la rétine qui ont été privées de leur approvisionnement sanguin régulier en raison de dommages antérieurs. Ces nouveaux vaisseaux sont très fragiles et sujets à des saignements dans le corps vitré (la substance gélatineuse de l'œil). La formation de tissu cicatriciel peut causer un détachement de la rétine, l'apparition de corps flottants (taches qui se déplacent dans le champ de vision), ou une cécité indolore soudaine en raison d'une hémorragie plus importante dans le corps vitré. La rétinopathie proliférante menace la vue même et survient le plus souvent chez les personnes avec un diabète de type 2. Lorsque la maladie est détectée, la personne est immédiatement orientée vers un ophtalmologiste pour un rendez-vous sans délai. L'état des yeux est évalué et la personne subit un traitement au laser qui permet de sélectionner et de détruire les parties de la rétine qui sont endommagées. Cela freine la réaction de production de nouveaux vaisseaux, tandis que ceux qui se sont déjà formés se détériorent sans causer de dommage additionnel. La thérapie au laser préserve la vue mais elle ne peut rétablir ce qui est déjà perdu. De nombreuses séances sont nécessaires pour cautériser toutes les parties endommagées de la rétine.

Maladie oculaire diabétique avancée

Ce stade est caractérisé par un détachement de la rétine en raison de la formation de tissu cicatriciel et de la croissance de nouveaux vaisseaux fragiles sur l'iris (le disque musculaire qui contrôle la quantité de lumière qui entre dans l'œil par la pupille). Il peut également y avoir des hémorragies dans le corps vitré et la personne peut remarquer des corps flottants dans son champ de vision. La formation de nouveaux vaisseaux sanguins sur l'iris se nomme rubéose irienne. Elle peut interférer avec le drainage naturel de l'œil et causer un glaucome secondaire qui peut être douloureux. Une personne à ce stade de la maladie oculaire risque la perte partielle ou totale de la vue dans l'œil affecté et recevra déjà des soins ophtal-mologiques spécialisés. Le traitement au laser et possible-ment d'autres microchirurgies peuvent s'avérer nécessaires pour éliminer les plaques de tissu cicatriciel fibreux et rat-tacher des parties de la rétine.

Maculopathie

Cette affection est plus courante chez les personnes avec le diabète de type 2 et on en distingue trois formes différentes. La maladie est caractérisée par une fuite de liquide des capillaires endommagés qui s'accumule dans la petite partie de la rétine responsable de la vision centrale et nommée macula. Habituellement, la matière qui coule est dure et forme des plaques (maculopathie exsudative) ou des anneaux avec du liquide au centre (maculopathie œdémateuse). Une perte progressive de l'acuité visuelle survient et entraîne une détérioration importante de la capacité visuelle de la personne. Une fois de plus, une orientation rapide est requise et une intervention chirurgi-cale est habituellement nécessaire pour préserver la vue. Si une HYPERTENSION est également présente, des mesures additionnelles doivent être prises pour la faire baisser.

Cataracte

Les cataractes surviennent cinq fois plus souvent chez les diabétiques et elles ont tendance à se développer à un âge plus jeune que chez les non-diabétiques. Une forme rare de cataracte punctiforme qui se développe rapidement peut survenir à l'occasion chez des jeunes atteints du dia-bète de type 1. Le développement d'une cataracte suit habituellement une période où l'hypoglycémie n'a pas été bien contrôlée. Les cataractes peuvent généralement être traitées par chirurgie avec succès.

Glaucome

En tant qu'affection initiale, le glaucome est plus susceptible de survenir chez les diabétiques et peut, de plus, être présent comme complication secondaire (rubéose irienne) d'une MALADIE OCULAIRE DIABÉTIQUE AVANCÉE. Le glaucome est caractérisé par une pression intraoculaire élevée dans l'œil causée par une accumulation de liquide lorsque le drainage naturel est obstrué. Il s'agit d'une affection menaçant la vue qui ne provoque souvent aucun symptôme mais qui peut être détectée par un examen normal de la vue. Le glaucome se traite au moyen de gouttes et de comprimés pour réduire la production du liquide responsable de la pression et, éventuellement d'une chirurgie pour rouvrir la voie de drainage de l'œil.

NEUROPATHIE (ATTEINTE DU SYSTÈME NEUROLOGIQUE)

Une neuropathie signifie une atteinte du système neurologique et les maladies qui résultent de cette atteinte. Il s'agit de la complication la plus courante dans le cas du diabète. Elle peut affecter uniquement un nerf ou un groupe de nerfs et diverses manifestations cliniques sont possibles. Les symptômes peuvent être présents en petit nombre ou totalement absents, en particulier au tout début, mais certaines formes de neuropathie sont très douloureuses et invalidantes. On ne comprend pas très bien la cause de la neuropathie diabétique, mais deux, et possiblement trois, ensembles de facteurs sont considérés comme importants. Premièrement, l'hyperglycémie dans le diabète accroît l'activation d'une voie biochimique appelée voie du polyol. Il y a une accumulation de sorbitol et de fructose (sucres dérivés du glucose) dans le système nerveux qui interfère avec d'autres réactions biochimiques et qui compromet la capacité de transmettre des signaux électriques. Deuxièmement, toujours à la suite de l'hypo-glycémie, on croit que l'interruption des voies biochimi-ques causerait des dommages aux vaisseaux sanguins qui approvisionnent le système nerveux, les privant possible-ment d'oxygène et d'éléments nutritifs et contribuant au dommage résultant d'une neuropathie. Troisièmement, d'autres conditions, qui ne sont pas liées directement au diabète, peuvent contribuer au développement d'une neu-ropathie chez certaines personnes. Des études ont démon-tré qu'un bon et, surtout, rigoureux contrôle glycémique peut réduire l'incidence et la progression de la neuropathie clinique (c.-à-d. détectable) chez les diabétiques.

Les nerfs sensoriels transportent des signaux des organes sensoriels au cerveau et sont impliqués dans la perception des sens tels que le toucher et la douleur. Les nerfs moteurs transportent des signaux du cerveau et de la moelle épinière aux muscles volontaires qui font bouger les membres et les articulations. Le système nerveux automatique contrôle toutes les fonctions inconscientes et involontaires du corps telles que le contrôle des princi-paux organes comme le cœur, les reins, le système gas-trointestinal, la vessie, et ainsi de suite. La neuropathie peut affecter un ou plusieurs nerfs impliqués dans toutes ces parties du système neurologique et cela explique pourquoi les manifestations peuvent être aussi diversifiées. De nombreux stades de développement et de progression de la neuropathie ont été identifiés.

1. Les changements biochimiques dans le système neu-rologique, comme l'accumulation anormale de sor-bitol. Aucun symptôme.
2. La réduction de la capacité des nerfs de transmettre des pulsions électriques, ce qui entraîne la réduction de la

vitesse de transmission. Peut être détectée par des mesures électrophysiologiques mais ne provoque aucun symptôme.

3. La neuropathie clinique, qui peut être diagnostiquée à l'aide de divers tests, selon le type de neuropathie (*voir* Catégories de neuropathies diabétiques, plus loin).

4. Complications avancées ou au stade terminal dans lesquelles les nerfs ont subi des dommages importants et leurs fonctions ont été perturbées, et les tissus avoisinants ont été affectés. Les exemples de ceci comprennent les *ulcères*, la *gangrène* et le pied de Charcot ou Neuroarthropathie de Charcot.

Classification des neuropathies diabétiques

Étant donné que la neuropathie se manifeste sous tant de formes différentes, elle peut être classée de différentes façons également, même par les cliniciens. La classification clinique suivante est toutefois en usage :

• Les neuropathies focales. Celles-ci affectent des nerfs en particulier, et ce sont notamment le syndrome du canal carpien et des paralysies des nerfs crâniens. Ces affections surviennent également chez des personnes qui n'ont pas le diabète, mais de façon moins fréquente.

• La polyneuropathie symétrique distale ou neuropathie périphérique. Cette affection est la neuropathie diabétique la plus courante, mais elle ne provoque habituellement aucun symptôme au début. Elle tend à progresser avec la durée du diabète et peut être liée à d'autres complications diabétiques. Il s'agit d'un facteur important dans le pied diabétique, qui affecte les nerfs sensoriels et les nerfs du système sympathique (autonome). Les nerfs moteurs peuvent également présenter des anomalies mais cela ne provoque habituellement pas de symptômes.

- La neuropathie sensorielle aiguë, diffuse et douloureuse. Il s'agit d'une forme peu courante qui débute de façon abrupte, souvent à la suite d'un premier traitement à l'insuline. Elle n'est pas liée au temps depuis lequel la personne est atteinte du diabète ni à aucune autre complication diabétique. Elle s'améliore généralement avec le temps, bien que parfois ce ne soit pas complètement.

- Les neuropathies motrices. Ce sont des formes moins courantes dont le meilleur exemple est l'amyotrophie de Garland (également une forme de mononeuropathie). La cause est inconnue et le rétablissement, parfois incomplet, peut prendre jusqu'à un an.

- La neuropathie autonome. Elle touche les nerfs du système nerveux autonome, lequel contrôle de nombreux organes et fonctions du corps. L'estomac, les intestins, la vessie, le cœur et le pénis sont les organes les plus susceptibles d'être affectés. La forme la plus courante de ce type de neuropathie est la dysfonction érectile chez l'homme, qui peut avoir d'autres causes contributives. Il est particulièrement important pour les hommes plus âgés atteints de diabète de savoir que les problèmes de performance sexuelle sont courants et bien compris. Le personnel clinique est formé dans ce domaine et une aide efficace est offertes aux hommes ayant ce problème.

- La neuropathie diffuse sur les fibres de petit calibre. Il s'agit d'une forme inhabituelle et distincte de neuropathie autonome qui survient le plus couramment chez les jeunes femmes atteintes du diabète de type 1.

Elle est associée à l'iritite (inflammation de l'iris de l'œil) et on croit que sa cause pourrait être d'origine auto-immune.

Ces divers types de neuropathies sont présentés en détail plus bas.

Neuropathies focales

Celles-ci peuvent affecter certains nerfs crâniens ou nerfs périphériques et on croit qu'elles sont causées par des lésions des vaisseaux sanguins qui, à leur tour, causent une pression et une enflure des nerfs. Le syndrome du canal carpien affecte les poignets et les mains. Il est causé par la compression du nerf médian dans l'espace restreint par lequel il doit passer. Les symptômes comprennent des picotements, un engourdissement, des fourmillements, une sensation de brûlure ou de douleur qui irradie jusque dans le haut du bras. D'autres neuropathies focales peuvent affecter les coudes (compression du nerf cubital) ou les pieds (appelée «pied tombant» et causée par une pression sur le péronier proximal). Il arrive que ces affections se résorbent avec le temps, mais un traitement qui consiste en des injections de médicaments ou en une décompression chirurgicale du nerf touché peut parfois être nécessaire dans les cas plus graves.

Polyneuropathie symétrique distale

Cette forme courante de neuropathie affecte le plus souvent les pieds et les jambes mais il peut arriver qu'à un stade avancé elle affecte les mains. C'est une cause contributive importante du pied diabétique mais elle peut ne pas provoquer de symptômes, en particulier dans les premiers stades, bien que la maladie soit progressive. Divers symptômes et signes cliniques peuvent être présents.

- Sensation d'engourdissement et de froid aux pieds.

- Fourmillements, picotements, ou étrange sensation aux pieds qui a été comparée à marcher pieds nus sur des cailloux.

- Douleur qui peut être constante, brûlante ou fulgurante.

- Désagréable sensation au contact des vêtements et des draps, une condition appelée allodynie.

- Douleurs semblables à des crampes dans les jambes, en particulier au lit la nuit.

- Perte de la capacité de transpiration des pieds.

- Perte de réflexes (réflexe achilléen).

- Instabilité de la démarche en raison de la diminution du sens de la position et de l'équilibre.

- Hypotension posturale (chute de pression lorsque la personne se lève debout).

- Peau des pieds chaude et crevassée.

- Recroquevillement des orteils.

Il existe deux principales façons de composer avec ces conditions : la prévention primaire et le traitement symptomatique. La prévention primaire consiste à maintenir un bon ou rigoureux contrôle glycémique, dont l'effet sur la préservation et la protection du système neurologique a été démontré. Chez les personnes déjà affectées, un bon contrôle peut aider à prévenir une aggravation, mais les symptômes mêmes doivent être traités sur une base individuelle. Divers analgésiques peuvent aider, ainsi qu'une crème, capsaicine (contenant un alcaloïde actif que l'on trouve dans les piments rouges), qui s'est révélée efficace chez certaines personnes lorsque appliquée sur la peau. Certains antidépresseurs tricycliques bloquent la noradrénaline, un neurotransmetteur, sécrétée par le système nerveux sympathique, et peuvent aider à réduire la douleur, en particulier lorsqu'ils sont utilisés avec d'autres analgésiques.

Les anticonvulsifs, tels que la carbamazépine, peuvent aider à réduire la douleur fulgurante que certaines personnes ressentent. L'allodynie qui survient la nuit peut être soulagée en utilisant un berceau pour soulever les couvertures et éviter le contact avec les membres inférieurs. Une autre solution consiste en un film spécial appelé opsite que l'on applique sur la peau et qui agit comme une barrière pour empêcher les stimuli qui causent la douleur, bien que cela ne soit pas efficace pour tout le monde. Les personnes affectées par cette neuropathie doivent être particulièrement vigilantes en ce qui concerne le soin des pieds afin d'éviter toute détérioration de la condition (*voir* Pied diabétique plus bas). Finalement, le counseling et le soutien psychologique sont très importants dans le cas de cette condition pénible, en particulier rassurer les personnes quant à la possibilité de soulager les symptômes douloureux et à leur disparition éventuelle.

Neuropathie sensorielle aiguë, diffuse et douloureuse

Cette forme de neuropathie se résorbe habituellement avec le temps et les personnes affectées ont besoin d'assurance à cet effet. Entre-temps, il est possible de soulager les symptômes avec différents médicaments et d'autres approches.

Neuropathies motrices

Le meilleur exemple est la neuropathie diabétique de Garland, avec d'autres formes, telles que la neuropathie tronculaire qui touche l'abdomen, et qui survient très rarement. L'amyotrophie peut survenir dans le cas des diabètes de type 1 et 2, mais elle touche habituellement les hommes âgés de 50 ans et plus, avec le syndrome de type 2. La maladie apparaît rapidement et elle affecte les muscles quadriceps d'une cuisse ou des deux. De la douleur, de la faiblesse et une atrophie musculaire se développent rapidement et affectent la démarche et les activités normales. Il y a généralement une perte du réflexe rotulien normal. D'autres symptômes peuvent comprendre une perte de poids, de l'insomnie et une dépression, ce qui signifie que les répercussions psychologiques de l'amyotrophie peuvent être graves. La cause demeure incertaine, mais la douleur et les autres symptômes disparaissent habituellement après environ trois mois et la personne se rétablit lentement. Le rétablissement complet peut toutefois s'étirer au-delà d'un an et bien qu'il puisse y avoir une atrophie musculaire, elle n'est pas assez grave pour causer une faiblesse permanente. La récurrence est peu fréquente. Le traitement consiste en la mise en place d'un bon ou rigoureux contrôle de la glycémie, un soulagement de la douleur, de la physiothérapie et un soutien et des soins psychologiques. Mais d'abord et avant tout, la personne affectée doit être rassurée à l'effet que, bien qu'il puisse être lent, le rétablissement s'effectuera.

Neuropathie autonome

On estime à 30 à 40 pourcent le nombre de diabétiques, en particulier ceux qui sont affectés depuis un certain temps, qui montrent des signes de neuropathie autonome, laquelle est une forme qui provoque habituellement des symptômes. Tel qu'il a été mentionné précédemment, la dysfonction érectile chez l'homme est la manifestation la plus courante et il en est question plus loin, mais d'autres symptômes et signes peuvent notamment être :

SUEURS AU MOMENT DES REPAS (HYPERHYDROSE)

Ces sueurs surviennent au moment de manger et, dans de rares cas, peuvent être abondantes et littéralement mouiller la personne. Il s'agit d'un symptôme courant et il semble être déclenché surtout par la consommation d'aliments ayant une saveur plus marquée comme les fromages. Malheureusement, il n'y a aucun traitement efficace. Les médicaments anticholinergiques ont été essayés sans grand succès puisque il arrive que leurs effets secondaires soient plus désagréables que les sueurs.

DIARRHÉE

Heureusement, la diarrhée est un symptôme peu fréquent et intermittent de la neuropathie autonome. Elle survient habituellement en alternance avec des périodes de transit intestinal normales et même de constipation. Elle peut survenir la nuit et causer un certain degré d'incontinence, ce qui peut s'avérer très pénible pour la personne affectée. Une personne qui souffre de diarrhée récurrente devra subir des examens afin d'éliminer d'autres causes telles que des maladies inflammatoires de l'intestin. Si la neuropathie autonome est à l'origine de cette condition, on croit que l'interruption du transit intestinal normal en raison d'un dommage neurologique permet le développement excessif des bactéries intestinales et que c'est cela justement qui cause les périodes intermittentes de diarrhée. Si la cause est d'origine bactérienne, un traitement aux antibiotiques est souvent efficace. Des médicaments efficaces, tels que le phosphate de codéine, sont offerts pour contrôler la diarrhée.

GASTROPARÉSIE

Il s'agit d'un autre symptôme heureusement peu fréquent caractérisé par des périodes de vomissements graves et de régurgitation de la nourriture. Il peut également y avoir des nausées, un ballonnement, de la douleur et une perte de poids, et dans les cas plus graves, un traitement à l'hôpital peut s'avérer nécessaire. La gastroparésie survient lorsque le nerf vague, qui contrôle la fonction visant à vider l'estomac, est affecté, et la condition exige d'être évaluée et traitée attentivement. Il peut s'avérer nécessaire d'administrer des liquides par intraveineuse et, parfois, la nourriture par une sonde nasogastrique dans le cas des personnes gravement atteintes. Lorsque les premiers symptômes sont stabilisés, un bon contrôle glycémique sera mis en place et différents traitements médicamenteux seront vraisemblablement nécessaires.

DYSFONCTION VÉSICALE

Cela survient lorsque la neuropathie affecte les nerfs sacrés et le symptôme le plus courant est la réduction de la capacité d'uriner. La dysfonction vésicale neuropathique est toutefois relativement rare. L'élimination partielle de l'urine entraîne un risque accru d'infection. Les symptômes comprennent une sensation de vessie pleine même après avoir uriné, un jet d'urine réduit et divers degrés d'incontinence. Les hommes affectés sont plus susceptibles d'être impuissants. Des moyens mécaniques pour vider la vessie, incluant éventuellement l'utilisation d'une sonde, peuvent s'avérer nécessaires. Les infections sont traitées aux antibiotiques et l'impuissance peut également être traitée par divers moyens.

HYPOTENSION POSTURALE

L'hypotension posturale consiste en une basse pression artérielle lorsque la personne se met en position debout et elle est généralement plus marquée la nuit. Les symptômes comprennent des étourdissements, une sensation de faiblesse et des pertes de conscience. La condition nécessite d'être évaluée et traitée attentivement avec divers médicaments. D'autres solutions qui peuvent aider sont de remonter la tête du lit et de porter des bas de soutien.

ARRÊT CARDIAQUE OU RESPIRATOIRE

Un arrêt cardiaque ou respiratoire peut survenir à la suite d'un dommage au système nerveux autonome qui touche le cœur. Si la condition n'a pas été détectée, il y a un risque accru de crise cardiaque, en particulier après une intervention chirurgicale. Pour cette raison, les diabétiques qui doivent subir une chirurgie sont très étroitement surveillés avant, pendant et après leur intervention. Les personnes qui peuvent être à risque, comme celles qui présentent des anomalies du rythme cardiaque, font l'objet de soins particulièrement rigoureux. On croit que le dommage au système nerveux autonome qui affecte le cœur pourrait être responsable des rares cas de mort subite qui surviennent chez les jeunes atteints du diabète de type 1.

DYSFONCTION ÉRECTILE ET IMPUISSANCE

La dysfonction érectile et l'impuissance signifient l'incapacité de maintenir une érection assez longtemps pour permettre un rapport sexuel. Cela peut s'accompagner d'une incapacité de parvenir à l'orgasme et d'éjaculer. La dysfonction érectile à un certain stade de la vie est une expérience masculine presque universelle, habituellement comme problème transitoire. Elle devient plus courante à mesure que l'on avance en âge et elle est plus susceptible d'affecter les diabétiques. On estime qu'elle peut affecter 30 pourcent des hommes ayant le diabète en général, et ce taux augmente à 55 pourcent et possiblement plus chez les hommes de 60 ans et plus. La dysfonction érectile peut avoir de nombreuses causes contributives, dont la neuropathie autonome qui est considérée comme la plus importante. D'autres causes potentielles sont les maladies vasculaires périphériques, en particulier l'athérosclérose ou le rétrécissement des artères approvisionnant les organes génitaux. Une réduction de l'approvisionnement en sang peut affecter la capacité de parvenir à une érection et de la maintenir. De nombreux médicaments peuvent être mis en cause, en particulier les antihypertenseurs (diurétiques thiazidiques, bêta-bloquants) et certains autres. Ce sont des médicaments qui peuvent être utilisés pour traiter des affections liées au diabète ; ainsi, les hommes dont le système nerveux autonome est endommagé peuvent être particulièrement sujets aux dysfonctions érectiles. Toute une série de facteurs psychologiques – anxiété, stress, dépression, problèmes de relations personnelles – peuvent également avoir des répercussions néfastes. L'abus d'alcool et de drogues constitue également un facteur contributif reconnu. En de rares occasions, un trouble endocrinien peut être responsable.

Les membres du personnel clinique, et en particulier les infirmières, connaissent bien le problème fréquent qu'est la dysfonction érectile chez les hommes atteints de diabète. Plusieurs d'entre eux suivent une formation spéciale dans ce domaine, qui traite de tous les aspects, y compris d'encourager les hommes à parler du problème. Un homme qui signale ce problème bénéficiera donc toujours d'une aide et de counseling compréhensifs, ainsi que de mesures pratiques permettant de découvrir la cause du trouble et de recevoir un traitement efficace. Cela peut signifier subir un examen physique complet, être éventuellement adressé à un spécialiste ainsi qu'avoir une discussion approfondie. Cette dernière se révèle souvent particulièrement utile, surtout si la conjointe est présente, pour soulager le stress et l'anxiété qui accompagnent fréquemment cette condition. Très souvent, la partie la plus difficile est de commencer à parler d'un problème sexuel, mais une fois que la discussion a eu lieu, la plupart des gens se sentent très soulagés. Le problème peut être abordé de différentes façons, selon, tout d'abord, que la cause primaire peut être traitée ou non. Une amélioration du contrôle glycémique est recommandée et peut aider certaines personnes, tout comme le fait de remplacer les médicaments non diabétiques si ceux-ci sont responsables. Si une réduction de l'approvisionnement en sang est en cause, des traitements médicamenteux ou une intervention chirurgicale peuvent aider dans certains cas. D'autres médicaments, en particulier le sildenafil (viagra) et des dispositifs mécaniques, comme une pompe à vide, font partie des autres traitements offerts.

Neuropathie diffuse des fibres de petit calibre

Il s'agit d'une forme inhabituelle et distincte de neuropathie qui affecte surtout les jeunes femmes atteintes du diabète de type 1. Elle entraîne un dommage au système nerveux autonome et la NEUROARTHROPATHIE DE CHARCOT (*voir* plus loin) et on croit que la cause est d'origine auto-immune. La personne perd entièrement ou en grande partie la sensation de douleur et de température dans les pieds. Les sensations de toucher et de vibration demeurent toutefois intactes.

PIED DIABÉTIQUE

Le pied diabétique comprend trois éléments : la neuropathie périphérique (polyneuropathie symétrique distale), les maladies vasculaires périphériques et l'infection.

La neuropathie est habituellement le principal facteur dans les cas de pied diabétique, causant une perte de sensation et une interruption du réseau normal de nerfs dans les muscles des pieds. Il en résulte que des zones locales de haute pression se développent en raison de changements subtils dans l'anatomie interne des pieds, ce qui accroît le risque de formation de cals, en particulier sur le «coussinet» au-dessous du gros orteil. Le pied neuropathique demeure chaud et la peau a une coloration normale (l'approvisionnement en sang étant normal), bien qu'elle ait tendance à être sèche. Le pied est particulièrement vulnérable aux dommages mécaniques en raison de la perte de sensation, par exemple, lorsque la personne marche sur un objet sans s'en rendre compte, ou qu'un gravillon s'est introduit dans sa chaussure, ou dans le cas d'une brûlure par inadvertance. D'autres signes cliniques comprennent une réduction des réflexes et, bien que la douleur soit souvent absente, ce n'est pas toujours le cas. Et si la douleur est présente, c'est la nuit qu'elle se manifeste le plus. Les personnes atteintes du pied diabétique neuropathique sont plus à risque de développer une lésion sur la plante des pieds et, plus rarement, l'ARTHROPATHIE DE CHARCOT.

Les maladies vasculaires périphériques sont les maladies et les dommages des vaisseaux sanguins qui approvisionnent les parties du corps en périphérie, dans ce cas-ci, les pieds. Près de la moitié des diabétiques avec des problèmes de pieds ont des dommages vasculaires périphériques comme cause contributive et on peut classer cette affection comme maladie neuro-ischémique du pied. Les signes cliniques et les symptômes sont quelque peu différents de ceux des affections purement neuropathiques des pieds. La sensation dans les pieds est davantage conservée mais la personne a tendance à avoir froid aux pieds et ceux-ci sont plus pâles en raison d'un approvisionnement en sang inadéquat. Les réflexes sont présents mais le pouls est faible, reflétant ainsi l'approvisionnement en sang déficient. Des cals sont moins susceptibles de se former, mais il y a un risque d'ulcères à l'extrémité des pieds et, dans des cas très graves, de gangrène.

Les ulcères sont une manifestation de la troisième cause contributive du pied diabétique, l'infection. Les personnes atteintes de pied diabétique neuropathique ou neuro-ischémique sont particulièrement à risque de développer une infection à un pied. De façon pratique, les deux types d'affections au pied sont traitées et gérées de manière similaire. Toutefois, les maladies vasculaires périphériques peuvent survenir en l'absence de diabète et les facteurs de risque connus sont le tabagisme, l'HYPER-TENSION et des taux de cholestérol élevés. Ceux-ci ont une importance particulière dans le cas du diabète et les risques peuvent être réduits en adoptant un style de vie sain et en faisant de l'EXERCICE sur une base régulière.

De façon générale, l'ulcération et l'infection aux pieds sont les raisons qui justifient le plus souvent l'admission à l'hôpital des personnes atteintes de diabète. Malheureusement, les diabétiques sont 10 à 15 fois plus susceptibles de nécessiter une amputation (d'un orteil ou plus ou, plus rarement, d'un pied au complet), que la population non diabétique. Toutefois, il est important de souligner que l'amputation n'est envisagée et pratiquée que dans des circonstances extrêmes, lorsque les autres traitements ont échoué et qu'il y a un risque de non-guérison et de propagation de l'infection. L'amputation peut être nécessaire, par exemple, si des lésions graves ou une ostéomyélite (infection osseuse) surviennent à plusieurs reprises au même endroit et ne guérissent pas ou ne répondent pas au traitement antibiotique, ou si une gangrène est apparue.

Étant donné que le diabète de type 2 n'est souvent identifié qu'à un stade avancé, de nombreuses personnes sont déjà à risque de complications au pied au moment du diagnostic. Pour cette raison, le personnel clinique accorde beaucoup d'attention aux soins adéquats des pieds. Les personnes avec le diabète peuvent recevoir de l'information et des conseils à ce sujet, y compris l'accès aux services spécialisés tels que la podologie, et elles peuvent nécessiter des chaussures spéciales fabriquées sur mesure. Les pieds sont examinés sur une base régulière lors des rendez-vous à la clinique afin que tout problème potentiel puisse être identifié et que les mesures protectrices/préventives nécessaires puissent être prises. Il a été amplement démontré que de bons soins peuvent prévenir l'occurrence de problèmes aux pieds, même chez les personnes à risque. Par exemple, des chaussures trop justes ou mal ajustées sont la cause d'ulcération la plus courante et cela peut tout à fait être évité grâce à quelques soins additionnels.

Les conseils généraux suivants relatifs aux soins des pieds s'adressent aux personnes atteintes de diabète.

- Se laver les pieds tous les jours à l'eau chaude qui n'excède par 37 °C. (Il est préférable d'utiliser un thermomètre pour vérifier la température, en particulier si la sensation thermique est déficiente.) N'utiliser que du savon doux et ne pas tremper les pieds pendant plus de 10 minutes.
- Sécher les pieds soigneusement, en particulier entre les

orteils. Couper les ongles en suivant la forme de l'orteil, s'il y a lieu, après le bain (mais suivre les conseils spécifiques donnés par la clinique) lorsqu'ils sont mous et plus faciles à couper. Si la peau est très sèche, utiliser une crème hydratante recommandée par la clinique.

- Inspecter les pieds attentivement tous les jours ; un miroir avec un long manche est nécessaire pour examiner la plante des pieds. (Certaines personnes peuvent avoir besoin d'aide pour cela.) Noter tout changement, si minime soit-il, tel qu'une zone de rougeur qui peut indiquer le premier stade d'une lésion ou d'une infection. Solliciter un avis promptement si on soupçonne un problème. Les cors, les cals, les cloques, etc. nécessitent une attention spéciale et doivent être traités conformément aux conseils du personnel clinique.

- Porter des chaussettes de coton ou de laine qui sont bien ajustées mais pas trop serrées.

- Ne jamais marcher pieds nus dans la maison, mais toujours porter des pantoufles ou des chaussures.

- Vérifier l'intérieur des chaussures avant de les mettre pour tout petit caillou ou gravillon, etc.

- Choisir les chaussures soigneusement. Elles doivent laisser suffisamment de place, en particulier pour les orteils, et les empeignes devraient être en cuir. (Certaines personnes trouvent toutefois qu'une bonne chaussure de sport de qualité qui « respire » est une solution de remplacement confortable.) Les chaussures doivent avoir des attaches solides – lacets, boucles ou velcro - afin que les pieds ne ballottent pas à l'intérieur. Les semelles devraient être épaisses afin que les cailloux ne puissent pas blesser la plante des pieds. Les chaussures neuves doivent être assouplies : elles devraient être portées pour de brèves périodes au début afin de s'assurer qu'elles sont bien ajustées et qu'il n'y a pas de frottement.

- Les pieds peuvent enfler au cours de la journée, en particulier lorsqu'il fait chaud. Il faut être conscient de ce fait et remplacer les chaussures par de plus grandes, s'il y a lieu.
- Les personnes qui ont des pieds «à risque» ne devraient pas marcher de façon excessive, surtout si elles ne sont pas habituées de marcher ou s'il fait chaud ou si elles sont en voyage.

TRAITEMENT DES ULCÈRES

Lorsqu'ils ne sont pas trop graves, les ulcères peuvent être traités en clinique externe au moyen de podologie, d'antibiotiques (s'il y a une infection) et éventuellement d'un plâtre (avec un segment découpé au-dessus de l'ulcère), pour soulager la pression et maintenir la mobilité de la personne. Si l'ulcère ne guérit pas ou que l'infection persiste, la personne devra être admise à l'hôpital pour un traitement supplémentaire. Le repos au lit favorise la guérison et le pansement de l'ulcère devrait être refait fréquemment. Il peut s'avérer nécessaire d'administrer les antibiotiques par intraveineuse. Si de l'ischémie est présente, un chirurgien vasculaire pourra évaluer si une intervention chirurgicale serait utile.

Neuroarthropathie de Charcot

La neuroarthropathie de Charcot se développe chez environ 0,5 pourcent des personnes atteintes de diabète souffrant d'une neuropathie au pied. L'interruption de l'approvisionnement du nerf sensoriel et l'accumulation de la pression qui en résulte entraînent fréquemment une blessure ou une fracture non détectée. Il y a une augmentation du flux sanguin vers la partie endommagée et un ramollissement caractéristique et une résorption de l'os qui mène à une déformation. À ce stade, le pied est souvent douloureux, enflé (en raison de l'accumulation de liquide) et chaud. Le risque d'infection et d'ulcération est élevé.

Le traitement est administré à l'hôpital et implique habituellement une période pouvant aller jusqu'à trois mois pendant laquelle le pied ne devra porter aucun poids. Un plâtre pour marcher ou amovible est habituellement privilégié pour la mobilité de base mais le pied doit être au repos le plus possible. Toute infection présente est traitée aux antibiotiques de façon intensive, et des médicaments pour empêcher la déformation de l'os peuvent également s'avérer nécessaires, le but étant de stabiliser et de réduire le degré de déformation du pied et de préserver la mobilité. La personne affectée aura besoin de chaussures fabriquées sur mesure et des soins particuliers devront être donnés lorsqu'elle recommence à marcher.

NÉPHROPATHIE DIABÉTIQUE (ATTEINTE DES REINS)

La néphropathie diabétique est une maladie progressive et grave des reins qui endommage les petits vaisseaux sanguins de ces organes et qui accroît leur perméabilité. Il en résulte qu'une protéine appelée albumine est perdue ou excrétée dans l'urine en quantité croissante. Lorsque la perte est encore à un niveau relativement bas (30 à 300 mg/jour), la condition est appelée MICROALBUMINERIE et constitue le premier stade détectable au moyen de tests cliniques sensibles. Lorsque le niveau de perte est plus élevé, supérieur à 300 mg/jour, la condition est appelée PROTÉINURIE, un stade qui peut être détecté au moyen d'un test d'urine avec une bandelette (Albustix). En fait, on distingue cinq stades de progression de la néphropathie diabétique (qui se chevauchent).

1. Augmentation du flux sanguin aux reins, lesquels peuvent être légèrement dilatés. Il s'agit de signes subcliniques qui sont habituellement réversibles avec un bon contrôle glycémique. Il n'y a aucun symptôme.
2. Premiers changements dans la structure des reins qui peuvent se développer au bout d'environ deux ans. Encore une fois, un signe subclinique qui ne provoque aucun symptôme.
3. Microalbuminerie. Détectée au moyen d'un test sensible d'essai radio-immunologique ou en mesurant le rapport albumine-créatinine (un composé métabolique). Ne provoque aucun symptôme mais la pression artérielle est souvent élevée.
4. Protéinurie. Détectée au moyen d'un test de bandelette positif. C'est le stade appelé néphropathie clinique. La protéinurie est accompagnée d'une hypertension et de taux de créatinine élevés.
5. Insuffisance rénale au stade terminal. Insuffisance rénale qui nécessite un traitement permanent continu.

La néphropathie peut avoir d'autres causes que le diabète, et un diagnostic de microalbuminerie est associé à un risque plus élevé de maladie cardiovasculaire. Dans le cas du diabète, la microalbuminerie est liée à un risque accru de NEUROPATHIE et de maladie vasculaire périphérique. En outre, il existe un lien étroit entre la néphropathie et la RÉTINOPATHIE. Environ 60 pourcent des personnes atteintes de rétinopathie proliférante ont une néphropathie associée. Une pression artérielle élevée est un autre facteur de risque étroitement lié à la néphropathie. La néphropathie survient chez environ un tiers des personnes atteintes du diabète de type 1, et, en général, une proportion similaire des personnes atteintes du diabète de type 2 sont affectées.

Environ un quart des Européens blancs avec le diabète de type 2 sont touchés par la néphropathie, mais en ce qui concerne les personnes de descendance asiatique, africaine, afro-caribéenne, amérindienne et japonaise, l'incidence est beaucoup plus élevée. Jusqu'à la moitié des personnes provenant de ces groupes raciaux sont à risque de développer l'affection.

Une personne nouvellement diagnostiquée comme ayant le diabète devra fournir un échantillon d'urine qui sera alors analysé pour la microalbuminerie. Si le résultat est négatif, une analyse de routine annuelle est considérée comme l'exigence minimale. Si une microalbuminerie ou une protéinurie est décelée, des tests plus fréquents ainsi qu'un traitement sont susceptibles d'être nécessaires. Le tabagisme est un facteur de risque élevé pour le développement d'une microalbuminerie, ainsi que pour les maladies cardiovasculaires et l'hypertension qui coexistent si souvent avec la néphropathie diabétique. Arrêter de fumer, manger de façon saine, perdre du poids s'il y a lieu, et faire de l'exercice sont tous des facteurs importants pour aider à prévenir l'apparition de l'affection. Il a déjà été démontré qu'un bon et, surtout, rigoureux contrôle glycémique était efficace pour réduire l'incidence des maladies rénales dans le cas du diabète. Toutefois, si une néphropathie est présente, un contrôle glycémique rigoureux ne semble avoir aucun effet sur sa progression.

Certains facteurs génétiques ont été identifiés comme importants dans le développement de la néphropathie diabétique et font l'objet de recherches et d'études intensives. Un de ceux-ci s'appelle le gène réductase d'aldose, et un autre le gène de l'enzyme de conversion de l'angiotensine (ECA). Dans l'avenir, il sera peut-être possible d'identifier les personnes qui ont des facteurs génétiques «prédisposant» à la néphropathie diabétique et de trouver des façons de contrôler ou d'annuler leurs effets dommageables. Le gène ECA est responsable de l'occurrence normale de l'enzyme de conversion de l'angiotensine, laquelle contrôle la pression artérielle en agissant pour contracter les vaisseaux sanguins, rendant plus difficile le passage du flux sanguin. L'enzyme joue un rôle naturel dans le contrôle de la pression artérielle dans le cas d'une santé normale, mais se révèle inutile lorsque la pression artérielle est élevée. Des médicaments appelés inhibiteurs de l'ECA, qui bloquent l'action de l'enzyme et réduisent ainsi la pression artérielle élevée, sont un traitement reconnu pour l'hypertension. Toutefois, certains types de médicaments sont reconnus comme ayant un effet protecteur additionnel sur les reins en ce qui concerne l'occurrence et la progression de la néphropathie diabétique. Les inhibiteurs d'ECA peuvent maintenant être utilisés comme agents de prévention chez les personnes ayant une pression artérielle normale mais présentant des signes de microalbuminerie. Leur utilisation nécessite une surveillance attentive et ils peuvent avoir des effets secondaires, mais ils semblent constituer un traitement utile, en particulier dans les cas du diabète de type 1.

Microalbuminerie

Pour qu'un diagnostic de microalbuminerie soit posé, plus d'un échantillon est analysé sur une période de plusieurs jours consécutifs. Les personnes atteintes du diabète de type 1 qui présentent une microalbuminerie ont 20 pourcent plus de risques que l'affection se développe jusqu'au stade terminal de l'insuffisance rénale. Toutefois, chez certaines personnes, la microalbuminerie peut demeurer stable, en particulier si elles sont atteintes du diabète depuis longtemps. Chez certaines autres personnes, la microalbuminerie peut régresser, même sans intervention. Le traitement de cette condition est étroitement lié à celui du diabète. Un bon contrôle glycémique, un ajustement diététique afin de réduire les taux de cholestérol et de lipides, ainsi qu'une perte de poids, s'il y a lieu, font tous partie du traitement. Des médicaments pour réduire le taux de lipides sanguins peuvent s'avérer nécessaires. De plus, des inhibiteurs d'ECA peuvent être prescrits, même en l'absence d'hypertension, afin de protéger la fonction rénale. Les inhibiteurs d'ECA doivent être évités pendant une grossesse et sont également contre-indiqués pour les personnes ayant des dommages permanents aux vaisseaux sanguins des reins. Les effets secondaires potentiels comprennent la diarrhée, des nausées, une toux sèche, des maux de tête, et une pression artérielle basse causant des étourdissements. Toute personne prenant ces médicaments doit subir des examens de routine sur une base régulière, et la microalbuminerie doit être surveillée au moyen d'une analyse d'urine régulière.

Protéinurie

Le traitement de l'hypertension artérielle qui est établie à ce stade-ci est considéré comme essentiel étant donné que cela peut ralentir la progression de la néphropathie. Des inhibiteurs d'ECA, ou un certain nombre d'autres médicaments, peuvent être prescrits, de façon concomitante parfois. Des médicaments pour baisser le taux de lipides sanguins, tels que les statines, peuvent s'avérer nécessaires. Chez les personnes atteintes du diabète de type 1, il a été prouvé qu'une réduction des protéines d'origine animale dans la diète pouvait aider. Les protéines d'origine végétale sont considérées moins néfastes pour les reins endommagés, mais les changements diététiques doivent être soigneusement élaborés sous la supervision d'un diététiste. Étant donné que la fonction rénale est déficiente à ce stade-ci, il y a un risque de taux élevé de potassium (hyperkaliémie) et de chute de la quantité de calcium dans le sang. Les personnes présentant une protéinurie nécessitent donc une surveillance étroite permanente et peuvent devoir prendre un certain nombre de médicaments différents pour soutenir et équilibrer les reins déficients. Les personnes atteintes du diabète de type 2 qui présentent une protéinurie nécessitent un traitement à l'insuline. Les personnes avec une néphropathie clinique, l'autre nom pour protéinurie, nécessitent un soutien psychologique et du counseling pour les aider à accepter l'insuffisance rénale imminente et le besoin futur probable de dialyse.

Syndrome néphrotique

Il s'agit d'une complication résultant de nombreux troubles rénaux, y compris la néphropathie diabétique. Dans le cas du diabète, il est caractérisé par une protéinurie grave accompagnée d'HYPERTENSION et d'autres signes cliniques. Il y a souvent une RÉTINOPATHIE SIMPLE et une rétention de liquide et il peut y avoir d'autres affections et une infection des voies urinaires. Il est traité intensivement de façon semblable à la protéinurie.

Stade terminal de l'insuffisance rénale

Cette condition grave ne peut être traitée que par une dialyse rénale ou une greffe de rein. Malheureusement, les personnes atteintes de cette condition ont souvent d'autres complications graves également, en particulier une

RÉTINOPATHIE grave et une maladie cardiaque et celles-ci peuvent rendre le traitement plus compliqué. Il peut y avoir une hypertension posturale et une NEUROPATHIE, avec des dommages au système nerveux autonome, ce qui peut rendre l'hémodialyse conventionnelle plus difficile à pratiquer. Toutefois, l'hémodialyse demeure le principal élément du traitement du stade terminal de l'insuffisance rénale. Une autre méthode possible est appelée Dialyse péritonéale continue ambulatoire (DPCE). Elle permet d'éviter des changements rapides du volume des liquides, ne requiert pas d'accès à un vaisseau sanguin (mais plutôt dans la cavité péritonéale) et convient aux personnes âgées et à celles qui ont une maladie cardiaque. Elle présente l'avantage supplémentaire de pouvoir incorporer l'insuline nécessaire pour contrôler le diabète au sac de dialyse. Les principaux risques de la DPCE sont l'infection et la péritonite. Chez les personnes de moins de 65 ans, la greffe de reins est la meilleure option de traitement, mais celle-ci est limitée par un grave manque de donneurs d'organes. Le don d'un organe provenant d'un membre vivant de la famille est parfois possible. Le taux de survie des patients greffés atteints du diabète est légèrement inférieur à celui des greffés n'ayant pas le diabète. La greffe peut représenter une forme de traitement très réussie pour des patients répondant à certains critères. Chez les patients atteints du diabète de type 1, une greffe combinée pancréas (en entier ou en partie) et reins est parfois (quoique rarement) pratiquée.

9

COMPLICATIONS CHRONIQUES À LONG TERME : MALADIES MACROVASCULAIRES

Les complications macrovasculaires comprennent des conditions graves telles que les crises cardiaques, l'angine, les maladies cardiovasculaires et les maladies vasculaires périphériques. L'occurrence et la progression des complications varient selon les deux principaux types de diabète. Leur incidence n'est pas inévitable et il existe des différences individuelles quant à la probabilité d'une personne à l'autre. On sait que les facteurs relatifs à l'environnement et au style de vie ont une certaine influence. Bien que les complications macrovasculaires représentent un risque pour les personnes atteintes de diabète, il est important de savoir qu'il existe de nombreuses façons de réduire ce risque, par exemple, en adoptant une diète et un style de vie plus sains, en maintenant un bon contrôle glycémique et en s'abstenant de fumer.

Les maladies macrovasculaires endommagent les artères approvisionnant le cœur, le cerveau et les jambes, augmentant ainsi le risque de maladies coronariennes telles que l'angine et la crise cardiaque, les accidents vasculaires cérébraux, et les maladies vasculaires périphériques (une cause contributive importante du PIED DIABÉTIQUE). Les maladies macrovasculaires sont causées par l'athérosclérose (ou athérome), une maladie dégénérative des artères dans laquelle les parois intérieures développent des cicatrices, permettant ainsi une accumulation des dépôts de gras qui entraîne une réduction du flux sanguin et un rétrécissement des vaisseaux. L'athérosclérose et les maladies macrovasculaires sont des causes importantes de mort prématurée et d'invalidité dans la population en général, ainsi que chez les personnes atteintes de diabète. Les risques de développer une athérosclérose augmentent avec une mauvaise alimentation riche en gras saturés et en sel, avec l'obésité, le manque d'exercice, le tabagisme, l'HYPERTENSION, et la dyslipidémie (taux de lipides/cholestérol sanguins anormaux).

TRAITEMENT ET PRÉVENTION

Les méthodes habituelles consistant à adopter une alimentation saine et à l'adopter afin de réduire l'apport en gras saturés, jumelées à une perte de poids, s'il y a lieu, et une augmentation de l'exercice physique sont vitales pour les personnes atteintes de diabète. Il a été démontré que ces mesures avaient un effet bénéfique sur l'HYPERTENSION diabétique et la dyslipidémie et qu'elles augmentaient donc l'espérance de vie. Tel qu'il a été noté précédemment, l'hypertension est particulièrement fréquente chez les personnes atteintes du diabète de type 2, et elle est également liée à l'insulinorésistance dans ce groupe. Dans le cas du diabète de type 1, elle est surtout liée à l'occurrence de la néphropathie diabétique. L'hypertension est un facteur de risque important pour les complications macrovasculaires (ainsi que les microvasculaires). Le contrôle de l'hypertension est donc très important pour ces raisons précises ainsi que pour le contrôle du diabète en général. Divers médicaments sont utilisés, assez souvent de façon concomitante comme nous l'avons vu, parallèlement à des changements dans le mode de vie.

La dyslipidémie diabétique est particulièrement fréquente dans les cas de diabète de type 2, mais lorsqu'elle survient dans les cas de diabète de type 1, elle est surtout associée à la néphropathie. Une fois de plus, les mesures diététiques et les médicaments tels que les statines qui réduisent les taux de cholestérol et de lipides peuvent être utilisés dans le cadre du traitement.

Cesser de fumer, s'il y a lieu, est probablement la façon la plus importante dans l'immédiat de réduire le risque de complications macrovasculaires, chez les diabétiques et les non-diabétiques.

À la clinique du diabète, les taux de cholestérol et de lipides devraient faire l'objet d'examens réguliers, au moins une fois par année ou plus, si nécessaire. La pression artérielle est également vérifiée de façon régulière et les patients sont encouragés à adopter une alimentation et un mode de vie plus sains. Toutes ces mesures sont bénéfiques pour le diabète en général et constituent une protection contre les maladies macrovasculaires. On recommande aux personnes qui sont considérées comme particulièrement à risque de complications macrovasculaires de prendre une petite dose quotidienne d'aspirine gastro-résistante, laquelle éclaircit le sang et dont il a déjà été démontré qu'elle pouvait aider à prévenir la formation de caillots qui peuvent représenter un risque d'épisodes graves tels qu'une embolie pulmonaire. Les complications macrovasculaires plus graves et leur traitement sont décrits plus bas.

Maladie coronarienne

La maladie coronarienne est la cause de décès la plus courante chez les personnes atteintes du diabète. L'incidence est deux à trois fois plus élevée chez les hommes et quatre à cinq fois plus élevée chez les femmes, par rapport à la population non diabétique. Les femmes atteintes de diabète perdent la protection qu'ont les femmes non diabétiques contre les maladies cardiaques avant la ménopause. Les personnes originaires de l'Asie du Sud qui ont le diabète sont particulièrement à risque de développer une maladie cardiaque. Malheureusement, en raison de la nature silencieuse du diabète de type 2, de nombreuses personnes ont déjà des dommages athéroscléreux et sont donc plus à risque au moment du diagnostic. Chez les personnes atteintes d'une neuropathie, les symptômes douloureux de l'angine, ou même de la crise cardiaque, peuvent être masqués et réduits en raison du dommage au système neurologique. En outre, il a été démontré que les maladies cardiaques pouvaient se développer beaucoup plus rapidement chez les diabétiques et c'est la raison pour laquelle des mesures préventives telles que celles décrites précédemment sont considérées aussi importantes. Immédiatement après une crise cardiaque, les personnes atteintes du diabète sont beaucoup plus à risque que les non-diabétiques. En plus des analgésiques, les médicaments qui peuvent être utilisés comprennent les bêta-bloquants, les agents thrombolytiques, les inhibiteurs d'ECA et l'aspirine. Une dose quotidienne d'aspirine gastro-résistante peut être recommandée à la suite du rétablissement afin de prévenir une récurrence. D'autres médicaments peuvent également s'avérer nécessaires.

Accident vasculaire cérébral

Les personnes atteintes du diabète ont une fois et demie à deux fois plus de risques d'être victimes d'un accident vasculaire cérébral que la population en général. Les Afro-Caribéens semblent être particulièrement à risque. Le traitement dans le cas d'un accident vasculaire cérébral est le même, que l'on soit diabétique ou non. Il comprend une surveillance et des soins intensifs et l'utilisation de divers médicaments. Lorsque le danger immédiat est passé, une période de rétablissement et de réadaptation s'ensuit avec de la physiothérapie, de l'ergothérapie et éventuellement de l'orthophonie, qui peut se prolonger. L'invalidité résultant d'un accident vasculaire cérébral peut signifier que la personne atteinte du diabète nécessitera une aide permanente afin de gérer sa condition.

Maladie vasculaire périphérique

Cette maladie est deux fois plus susceptible de survenir chez les personnes atteintes de diabète et constitue un facteur contributif important du PIED DIABÉTIQUE. Les facteurs de risque prédisposant à son incidence comprennent le tabagisme, l'HYPERTENSION et les anomalies relatives aux lipides, et elle affecte surtout la circulation dans les membres inférieurs et les pieds. Elle contribue au développement d'ulcères chez environ la moitié des patients présentant une lésion au pied et sa présence peut entraver la guérison. La maladie vasculaire périphérique présente un ensemble typique de signes cliniques et peut être diagnostiquée grâce à un certain nombre de techniques différentes. Des soins des pieds appropriés et vigilants, un traitement médicamenteux (aspirine ainsi que vasodilatateurs pour améliorer le flux sanguin) et une intervention chirurgicale sont utilisés pour contrôler et traiter la condition. Les mesures préventives sont les mêmes que celles prônées pour les autres formes de maladie macrovasculaire.

10

LE DIABÈTE CHEZ LES FEMMES ENCEINTES, LES ENFANTS, LES PERSONNES ÂGÉES ET LES MINORITÉS ETHNIQUES

DIABÈTE ET GROSSESSE

Le diabète au cours de la grossesse peut prendre différentes formes. Il est possible que le diabète de type 1 ou le diabète de type 2 soient déjà présents et identifiés, et cela peut rendre la situation plus facile, en ce sens que la planification et la préparation pour la grossesse peuvent commencer avant la conception. En outre, la femme est déjà habituée de composer avec son diabète et n'est donc pas confrontée à un éventuel impact psychologique ou émotif à la suite d'un nouveau diagnostic. Cependant, le DIABÈTE GESTATIONNEL, dans lequel certaines formes du syndrome sont diagnostiquées pendant la grossesse, est assez fréquent (*voir également* Chapitre 1, DIABÈTE GESTATIONNEL). Dans certains cas, le diabète (habituellement de type 2) était déjà présent mais non diagnostiqué et est révélé par les changements physiologiques qui surviennent. Dans d'autres cas, les conditions diabétiques sont précipitées par les changements physiologiques pro-diabétiques de la grossesse, mais la glycémie revient à la normale après l'accouchement. Dans ce dernier cas, toutefois, il existe un risque significatif (environ 30 pourcent) de développement éventuel du diabète de type 2. Les études démontrent que le risque peut être réduit de moitié si la femme maintient son poids à l'intérieur de l'échelle idéale par la suite.

Changements métaboliques au cours d'une grossesse normale

Tel qu'il a été mentionné précédemment, les changements métaboliques qui surviennent au cours d'une grossesse ont un net effet pro-diabétique et cela aide à comprendre que le diabète gestationnel puisse survenir. Ces changements peuvent être résumés comme suit :

• Réduction de la sensibilité à l'insuline ;

• Augmentation de la lipolyse (c.-à-d. transformation des gras pour fournir du glucose).

Ces changements progressent graduellement et sont le plus marqués après le premier trimestre de la grossesse, entraînant le développement d'une relative insulinorésistance.

Diabète gestationnel

Le diabète gestationnel transitoire apparaît habituellement au cours des six premiers mois de la grossesse sous forme d'INTOLÉRANCE AU GLUCOSE ou de diabète. L'intolérance au glucose peut être soupçonnée si une lecture au hasard de la glycémie à jeun se situe entre 6 et 8 mmole /l. Le diabète peut être soupçonné si une lecture au hasard de la glycémie à jeun est supérieure à 8 mmole/l. Le diagnostic dépend toutefois d'une épreuve d'hyperglycémie provoquée par voie orale. Une intolérance au glucose est diagnostiquée si une lecture de la glycémie entre 9 et 11 mmole/l est obtenue deux heures après l'épreuve. Un diabète est diagnostiqué si la lecture est supérieure à 11 mmole/l. Il existe un certain nombre de facteurs de risque favorisant le développement du diabète gestationnel. Ils comprennent :

- avoir un surplus de poids ou être obèse et une prise de poids excessive au cours de la grossesse ;

- mère plus âgée ;

- antécédent d'intolérance au glucose ;

- bébé précédent ayant un poids élevé ;

- appartenance à un groupe ethnique à risque élevé ;

- antécédent d'hydramnios, une condition anormale au cours de la grossesse dans laquelle une quantité excessive de liquide amniotique est produite ;

- antécédent de glycosurie au cours d'une grossesse à partir de deux lectures distinctes ou plus.

Le dépistage du diabète gestationnel s'effectue au moyen d'analyses d'urine périodiques visant à détecter la présence de glucose, ainsi que d'un test sanguin au premier examen prénatal, puis entre la 24e et la 28e semaine de grossesse. Si rien n'indique un diabète, une épreuve d'hyperglycémie provoquée par voie orale sera effectuée pour confirmer le diagnostic. Chez les femmes obèses ou celles qui prennent beaucoup de poids, une réduction de l'apport en calories sera suggérée et suffira peut-être pour contrôler l'intolérance au glucose au cours de la grossesse. Toutefois, 30 pourcent des femmes qui sont atteintes de diabète gestationnel ont besoin d'insuline pour contrôler leur condition. Les antidiabétiques oraux ne sont pas recommandés pendant la grossesse. Une femme atteinte de diabète gestationnel qui est traitée à l'insuline nécessite des soins spéciaux lors de l'accouchement et la naissance peut être provoquée à 38 ou 39 semaines. Un accouchement normal est habituellement possible, mais étant donné qu'il existe une probabilité accrue que le poids du bébé soit élevé (macrosomie), une césarienne peut être nécessaire. Après l'accouchement, presque toutes les femmes (sauf moins de 10 pourcent) qui ont un diabète gestationnel reviennent à une tolérance au glucose normale. Le traitement à l'insuline prend habituellement fin peu de temps après la naissance. Une épreuve d'hyperglycémie provoquée par voie orale est généralement effectuée à l'examen postnatal six semaines après l'accouchement afin de s'assurer que le diabète s'est résorbé. Les femmes affectées sont sensibilisées à l'importance du contrôle de leur poids, de la diète, de l'exercice et ainsi de suite, afin de réduire les risques de développer le diabète de type 2.

Diabète préexistant et grossesse

Le diabète est associé à des risques plus élevés au cours de la grossesse, en particulier pour le fœtus mais également pour la mère. La bonne nouvelle est qu'une préparation adéquate, qui devrait débuter avant la conception, associée aux normes de soins élevés et modernes, permettent à plus de 90 pourcent des femmes diabétiques de mettre au monde un bébé en santé. De même, la grande majorité des femmes diabétiques n'auront aucune séquelle de la grossesse et de l'accouchement. Il existe des risques pour le fœtus et la mère (listés plus bas) ; ils ne devraient pas être alarmants, mais plutôt être considérés comme les raisons expliquant pourquoi des soins supplémentaires sont nécessaires et en valent la peine.

RISQUES POUR LE BÉBÉ

- Augmentation de 3 à 4 fois de l'incidence d'anomalies génitales. Un bon contrôle glycémique réduit ce risque ; un mauvais contrôle glycémique décuple le risque.
- Hausse de l'incidence de mortalité intra-utérine, certains cas pouvant être liés aux anomalies congénitales et à un mauvais contrôle glycémique.
- Hausse de l'incidence de complications immédiatement après l'accouchement, en particulier la macrosomie, l'HYPOGLYCÉMIE, le syndrome de détresse respiratoire, la jaunisse, les traumatismes de la naissance.
- Risque accru de développement du diabète chez l'enfant.

RISQUES POUR LA MÈRE

- Risque accru d'infection urinaire.
- Risque accru de pré-éclampsie (le développement d'une pression artérielle élevée et d'une rétention de liquide qui nécessitent une surveillance et un traitement). Le risque est de 10 pourcent chez les mères diabétiques et de 4 pourcent chez les non-diabétiques.
- Détérioration du contrôle glycémique, en particulier au cours des six derniers mois de la grossesse, nécessitant des doses d'insuline plus élevées (diabète de type 1). Le diabète de type 2 contrôlé au moyen d'une diète et de comprimés nécessite habituellement une thérapie à l'insuline.
- Le taux plus élevé de lipolyse accroît le risque de cétose et de CÉTOACIDOSE DIABÉTIQUE chez les femmes atteintes du diabète de type 1. Cela est toutefois peu fréquent.
- Les nausées graves le matin sont un problème particulier, en particulier chez les femmes qui ont le syndrome

de type 1. Les vomissements répétés et l'incapacité de manger peuvent entraîner une cétose. Les cétones doivent être surveillés et des anti-nausées peuvent s'avérer nécessaires. Des nausées graves peut nécessiter un traitement à l'hôpital afin que des liquides, etc. puissent être administrés par intraveineuse.

• Les COMPLICATIONS diabétiques, en particulier la RÉTINOPATHIE et la NÉPHROPATHIE, peuvent s'aggraver au cours de la grossesse, surtout si ces conditions sont à un stade avancé. Les femmes atteintes de ces conditions nécessitent des soins particuliers.

La préparation pour la grossesse devrait débuter avant la conception. Cette préparation consiste en un examen médical complet ainsi qu'une évaluation du diabète et du contrôle glycémique. Un bon contrôle glycémique doit être en place et la femme devrait commencer à prendre des suppléments d'acide folique afin de protéger le fœtus contre tout défaut du tube neural. Il peut s'avérer judicieux de perdre du poids, s'il y a lieu, avant de devenir enceinte et de s'assurer d'une alimentation saine et nutritive. Le statut de toute complication diabétique existante doit être évalué. La RÉTINOPATHIE peut devoir être stabilisée avant qu'une conception ne soit tentée et la NÉPHROPATHIE avancée justifie, malheureusement, d'éviter une grossesse étant donné que les risques pour la femme sont trop élevés. De toute évidence, il faut s'abstenir de fumer et il est recommandé également de ne pas consommer d'alcool, en particulier lorsque l'on tente de concevoir et aux premiers stades de la grossesse. L'immunité contre la rubéole devrait être vérifiée afin qu'un vaccin puisse être donné s'il y a lieu.

Après la conception et la confirmation de la grossesse, les femmes devraient avoir un examen toutes les deux semaines, de préférence dans une clinique prénatale spécialisée pour le diabète. Tous les examens prénataux habituels sont effectués avec, en plus, une étroite surveillance des taux de glycémie et d'Hb glycosylée. Le but est d'avoir un taux de glycémie normal pendant la grossesse étant donné que cela réduit les risques pour la mère et l'enfant. Cela implique, bien sûr, une surveillance à domicile assidue et soigneuse, mais la plupart des femmes enceintes sont très motivées et intègrent ces tâches à leur quotidien rapidement, même pendant les pénibles périodes de nausées matinales! Des examens prénataux fréquents permettent d'identifier rapidement tout problème potentiel et cela permet à la plupart des femmes de profiter d'une grossesse réussie et exempte de troubles.

Tel qu'il a été noté précédemment, une thérapie à l'insuline est habituellement nécessaire pendant la grossesse, quel qu'ait été le type de traitement précédent, et dans le cas du diabète de type 1, les doses seront presque assurément augmentées. Malheureusement, un contrôle rigoureux de la glycémie entraîne une incidence accrue d'hypos graves et certaines femmes perdront également la faculté de percevoir l'hypoglycémie pendant leur grossesse. Il est donc vital que les personnes proches des femmes s'impliquent et sachent comment les aider si cela devait s'avérer nécessaire. Les femmes elles-mêmes devraient porter un soin particulier à réduire les risques d'hypos en observant les précautions recommandées. Si des épisodes ont lieu, il est recommandé d'éviter de conduire sur de longues distances ou de rester seule longtemps. Heureusement, bien que les hypos soient pénibles pour les femmes, rien n'indique qu'elles aient un effet néfaste sur le bébé.

Travail et accouchement

La pratique moderne est de permettre que la grossesse diabétique se prolonge jusqu'à 39 semaines lorsqu'il n'y a pas de contre-indications, puis de provoquer l'accouchement à l'hôpital. Accoucher à la maison n'est pas un choix avisé pour les femmes qui ont le diabète. Il est plus prudent pour la mère et pour l'enfant que la grossesse ne dépasse pas le terme de la grossesse et que l'accouchement soit planifié. Cela peut signifier que le travail devra être provoqué. Il est nécessaire que le diabète de la femme soit étroitement surveillé, tout comme la progression du travail, et elle devra recevoir de l'insuline et du dextrose par intraveineuse. Certaines femmes peuvent nécessiter une césarienne, soit planifiée ou à la suite d'événements pendant le travail. Après l'accouchement et l'expulsion du placenta, les besoins en insuline de la mère reviennent immédiatement au taux précédant la grossesse. Son taux de glycémie exige une surveillance mais le régime d'injections usuel est habituellement rétabli aussitôt que possible.

Le bébé subit l'examen habituel et reçoit les soins donnés à tous les nouveaux-nés. L'allaitement constitue le meilleur choix pour la mère et le bébé et la présence du diabète n'est pas un obstacle à cela. Si tout va bien, la mère peut rentrer chez elle assez rapidement et il n'y a aucune raison pour que le séjour à l'hôpital se prolonge plus que la normale.

LE DIABÈTE CHEZ LES ENFANTS

Pour des raisons qui ne sont pas encore élucidées, l'incidence du diabète chez les enfants est en hausse depuis les dernières années dans de nombreux pays. Au Royaume-Uni uniquement, environ 20 000 enfants sont atteints du diabète, avec 2 000 nouveaux cas diagnostiqués chaque année. Dans presque tous les cas, il s'agit du diabète auto-immun de type 1, qui exige un traitement à l'insuline. Toutefois, le taux élevé et croissant d'obésité chez les enfants occidentaux signifie que des cas de diabète de type 2 surviennent maintenant, même dans ce jeune groupe d'âge. Beaucoup plus rarement, le type de diabète appelé MODY (DIABÈTE NON INSULINO-DÉPENDANT CHEZ LES JEUNES, *voir* Chapitre 1) pourra affecter les enfants, et cette possibilité doit être gardée à l'esprit au moment du diagnostic.

Chez les enfants, les symptômes sont habituellement clairs et surviennent en l'espace de quelques semaines, parfois quelques jours. Environ 25 pourcent des enfants présentent une CÉTOACIDOSE DIABÉTIQUE et dans tous les cas, un diabète soupçonné ou diagnostiqué nécessite que l'enfant soit admis à l'hôpital. Un court séjour à l'hôpital est souvent tout ce qui est nécessaire pour qu'un traitement à l'insuline soit amorcé. Toutefois, il est possible que l'enfant et sa famille requièrent une aide et un soutien considérables pour surmonter le choc de ce diagnostic, pour obtenir des réponses à leurs questions et leurs craintes et, souvent, pour commencer à en apprendre un peu plus long sur le diabète. Lorsque l'enfant est très jeune, ce sont souvent les parents qui nécessitent le plus de soutien. Les sentiments de culpabilité et d'angoisse pour la santé future de leur enfant sont fréquents et totalement compréhensibles. Les parents peuvent également craindre que le diabète affecte leurs autres enfants ou leur descendance. L'HYPOGLYCÉMIE est une cause de préoccupation particulière et survient de façon fréquente chez les enfants traités à l'insuline. Il arrive que les symptômes soient difficiles à reconnaître, en particulier chez les jeunes enfants, et des épisodes graves répétés peuvent causer des dommages neuropsychologiques. De toute évidence, il s'agit d'une source de préoccupation potentielle importante chez les parents qui peuvent soudainement se retrouver dans une position où ils sont les principaux responsables de la détection et du traitement de l'hypoglycémie. Des instructions claires concernant les gestes à faire sont vitales et il est très important de convaincre les parents qu'un épisode occasionnel, même s'il est grave, ne laissera aucune séquelle permanente chez l'enfant.

Les très jeunes enfants requièrent l'aide d'un adulte pour administrer l'insuline. Toutefois, les enfants plus vieux apprennent habituellement assez rapidement à prendre en charge leur propre traitement, avec le soutien de leurs parents. De nombreux enfants sont capables d'intégrer le diabète à leur quotidien et de continuer à vivre comme avant. Il est très important qu'ils soient encouragés à faire exactement cela et que le diabète ne soit pas perçu comme un obstacle aux activités normales, que ce soit à l'école ou dans l'environnement social. Les enseignants de l'enfant doivent être mis au courant du diabète et de la possibilité d'épisodes d'hypoglycémie. La plupart des écoles et des enseignants ont une bien meilleure connaissance de la condition que dans le passé.

C'est au cours de l'adolescence que le diabète peut causer le plus de problèmes. Les changements hormonaux à la puberté et les poussées de croissance peuvent dérégler le contrôle glycémique et accroître les besoins en insuline. Le jeune peut avoir des épisodes d'hypoglycémie plus fréquents, qui peuvent survenir à l'école, et il peut faire l'objet de railleries, exactement à un moment de sa vie où il a désespérément besoin de se sentir comme tout le monde. Le diabète peut être une cause de dépression à l'adolescence, même lorsque la compréhension et l'empathie démontrées sont bonnes. Comme tous les jeunes de leur groupe d'âge, les jeunes diabétiques ne sont pas à l'abri de problèmes psychologiques plus graves comme les troubles de l'alimentation, lesquels peuvent s'avérer particulièrement dangereux pour leur santé et leur mieux-être. Une manifestation de ceci, dans le cas du diabète, peut être d'omettre une dose d'insuline en pensant ainsi perdre du poids. Les jeunes filles sont plus susceptibles de faire ce type de geste et le problème est de plus en plus reconnu. Heureusement, les complications diabétiques comme telles sont rares chez les enfants et les jeunes.

Idéalement, les enfants et les jeunes devraient fréquenter des cliniques qui sont spécialement axées sur leur groupe d'âge, mais cela n'est pas possible dans toutes les régions. Toutefois, les membres du personnel clinique reconnaissent que c'est l'enfant affecté qui doit être écouté et dont les opinions doivent être prises en considération au cours des discussions relatives aux traitements ou aux problèmes liés au diabète. Ils s'efforcent de traiter chaque enfant avec sympathie, tact et discrétion et de respecter les confidences afin qu'un lien de confiance puisse s'établir. De cette façon, on espère que l'enfant plus âgé ou l'adolescent se sentira à l'aise de discuter de ses problèmes avec le personnel clinique même s'il ne se confie pas à ses parents ou à ses enseignants.

LE DIABÈTE ET LES PERSONNES ÂGÉES

Le diabète chez les personnes âgées peut représenter un problème de soins particulier et, en général, ceux-ci augmentent avec l'âge. Comme pour le reste de la population adulte, la plupart des cas de diabète de ce groupe d'âge sont du type 2, et plus de la moitié des personnes affectées ont plus de 60 ans. Les symptômes peuvent être vagues chez les personnes âgées et l'on soupçonne que de nombreux cas ne sont pas diagnostiqués. En outre, les personnes âgée ont des COMPLICATIONS installées, qui peuvent parfois être assez graves au moment du diagnostic. Le PIED DIABÉTIQUE est particulièrement fréquent. Les personnes âgées sont plus à risque d'épisodes graves d'HYPOGLYCÉMIE, qui peuvent s'avérer fatals. Pour cette raison, un contrôle rigoureux de la glycémie n'est habituellement pas le meilleur choix pour les personnes de ce groupe d'âge. De nombreux problèmes peuvent affecter la gestion du diabète chez les personnes âgées et le choix du traitement doit être très soigneusement évalué sur une base individuelle. Les problèmes comprennent la coexistence de conditions et de complications médicales, la détérioration mentale qui peut rendre la compréhension de la nature du diabète et du traitement difficile pour la personne, les troubles psychologiques et la dépression, ainsi que l'isolement social. Lorsque la personne vit seule, il arrive que le meilleur traitement du point de vue médical ne puisse être mis en place et qu'un compromis doive être convenu. L'arthrite cause de nombreux problèmes dans la gestion du diabète, bien que des dispositifs aient été développés afin d'aider à en surmonter certains, par exemple, pour faciliter l'injection d'insuline et surveiller le taux de glycémie. Idéalement, les personnes âgées devraient bénéficier de suffisamment d'aide à domicile de la part des membres de la famille et des amis, ainsi que des professionnels de la santé, et elles devraient avoir un accès rapide aux services spécialisés comme la podologie. Malheureusement, pour nombre d'entre elles, le degré de soutien est loin d'être idéal en partie à cause de la pression sur les services de santé et du fait que de nombreuses personnes âgées vivent seules. Toutefois, des organismes de bénévoles sont souvent en mesure de fournir un certain soutien et de l'aide.

LE DIABÈTE CHEZ LES MEMBRES DES MINORITÉS ETHNIQUES

Tel qu'il a été noté précédemment, la prévalence du diabète est habituellement plus élevée chez les personnes d'origine africaine et asiatique, et cela est particulièrement vrai dans le cas du syndrome de type 2. En outre, le diabète tend à survenir à un plus jeune âge et, en général, la progression vers la nécessité d'un traitement à l'insuline est plus rapide. Il existe un certain nombre de difficultés potentielles pouvant affecter le traitement et la gestion du diabète chez les personnes appartenant à des minorités ethniques. Elles comprennent l'alimentation (certains aliments traditionnels ont une teneur élevée en gras, en sucre et en sel), les coutumes religieuses et les croyances culturelles, les croyances et les attitudes en matière de santé, la langue, ainsi que les contraintes familiales et sociales. Chez la génération plus âgée, la compréhension du français ou de l'anglais peut être limitée et cela peut rendre plus difficile l'éducation sur le diabète. La plupart des dépliants d'information et du matériel éducatif est toujours rédigé en français, avec un préjugé culturel en faveur de la majorité, bien que cette position commence à changer, en particulier dans les secteurs où il y a un nombre important de personnes appartenant à de minorités ethniques. Idéalement, une clinique du diabète devrait pouvoir solliciter les services d'un interprète indépendant dans la langue requise. Dans les faits, cependant, l'interprète est habituellement un membre plus jeune de la famille du patient, ce qui en soi peut causer des problèmes en ce qui concerne la confidentialité, et l'information peut ne pas toujours être transmise de façon exacte. Il est bien connu qu'une personne appartenant à une minorité ethnique peut être soumise à des contraintes religieuses, culturelles et familiales plus grandes et qu'elle peut être moins libre d'agir de façon indépendante. Donc, tout changement suggéré relatif à l'alimention ou au mode de vie doit refléter cette réalité et s'y intégrer. Par exemple, il est important que la personne qui prépare les repas de la famille comprenne bien les besoins de la personne atteinte de diabète. Il est possible que les traitements et les conseils doivent permettre des coutumes religieuses telles que le jeûne, et des compromis sont souvent nécessaires pour permettre les pratiques religieuses tout en assurant la santé de la personne.

L'incidence de DIABÈTE GESTATIONNEL est plus élevée chez les femmes de certains groupes raciaux et la NÉPHROPATHIE, les MALADIES CORONARIENNES et les maladies vasculaires sont des COMPLICATIONS fréquentes chez les hommes comme chez les femmes. Chez les professionnels de la santé en diabète, il existe maintenant une meilleure compréhension des difficultés potentielles et une volonté de traiter celles-ci lorsqu'elles surviennent.

11

Vivre avec le diabète

ASPECTS PSYCHOLOGIQUES DU DIABÈTE

La description de toutes les complexités et manifestations potentielles des aspects psychologiques du diabète est une tâche qui dépasse largement l'objet de ce livre ; ce qui suit est donc un aperçu des facteurs qui sont généralement reconnus. Il est possible d'apprécier d'emblée que le diabète empiète sur la vie de tous les jours bien plus que la plupart des autres maladies chroniques. La gestion de la condition impose certaines exigences dans la vie quotidienne et celles-ci sont modulées par les événements de la vie normale et sont appelées à changer avec le temps. Cela signifie que le diabète peut non seulement avoir des répercussions psychologiques et émotionnelles au moment du diagnostic, mais également des répercussions continues à long terme qui peuvent trop facilement être négligées. Les membres du personnel clinique connaissent bien les répercussions psychologiques du diabète et sont formés pour apporter une aide directe ainsi que pour reconnaître les conditions plus complexes qui nécessitent une orientation vers un spécialiste.

La façon dont une personne compose avec le diabète, autant au moment du diagnostic qu'à plus long terme, dépend d'une multitude de facteurs variés qui comprennent :

- la personnalité et le tempérament ; l'attitude face à la vie en général ;

- les croyances générales en matière de santé ainsi que les croyances plus précises concernant le diabète (par ex. la personne croit-elle qu'elle peut influencer de façon positive ou altérer l'état de sa santé par ses actions ?) ;

- le type de diabète et le type de traitement requis ;

- la présence ou l'absence de complications diabétiques ;

- la présence ou l'absence d'autres maladies, conditions ou incapacités ;

- la présence ou l'absence de problèmes ou de maladies psychologiques préexistantes ;

- les croyances religieuses ou philosophiques ;

- le degré de soutien familial et social ;

- l'âge : les enfants, les jeunes et les personnes âgées peuvent éprouver certains problèmes en particulier ;

- l'occupation (le diabète est-il susceptible d'affecter les perspectives d'emploi et de carrière présentes et à venir ?) ;

- les ambitions (le diabète empêche-t-il la personne de réaliser des objectifs qui lui sont chers, par ex. dans le sport, ou la personne croit-elle que cela risque d'être le cas plus tard ?).

Ce ne sont là que quelques-uns des facteurs qui influencent la réaction de la personne face au diabète, au moment du diagnostic et à mesure que le temps passe. La réaction face au diagnostic peut en être une de soulagement, en particulier si les symptômes indésirables sont rapidement corrigés par l'instigation d'un traitement. À l'opposé, d'autres personnes peuvent refuser d'admettre le diagnostic ou se mettre en colère et devenir déprimées, en particulier si elles n'ont que des croyances négatives par rapport au diabète. Les parents d'un enfant nouvellement diagnostiqué se sentent souvent coupables, à tort. Il arrive que les personnes passent par plusieurs stades qui sont semblables au processus de deuil avant d'être capables d'admettre le diagnostic. Ces stades peuvent comprendre la négation, la colère, le marchandage, la tristesse et, finalement, l'acceptation. Il peut y avoir une tristesse soutenue à l'idée de la perte de spontanéité et de liberté d'action qu'occasionne le diabète, et elle est susceptible de se manifester sous forme de dépression. De fait, il est reconnu que l'incidence et le risque de dépression chez les diabétiques est plus élevé, en particulier chez ceux qui développent des complications. Toutefois, de nombreuses personnes se montrent courageusement stoïques, même en présence de complications douloureuses ou invalidantes. Après le diagnostic, certaines personnes deviennent hyperanxieuses en ce qui concerne le contrôle de leur diabète, à un point qui frôle l'obsession. Cela s'exprime habituellement par des contrôles de sang et d'urine fréquents, et par une inflexibilité par rapport au type d'aliments consommés, à l'heure des repas, à l'exercice et aux autres activités planifiées jusqu'au moindre petit détail. Lorsque les membres du personnel clinique soupçonnent que le diabète envahit à ce point la vie du patient, ils tentent de l'aider à parvenir à une attitude plus détendue et plus équilibrée.

Avec le temps, la plupart des personnes finissent par accepter leur diabète, s'adaptent aux exigences qu'il entraîne et recommencent à mener une vie normale. De toute évidence, cela est plus susceptible de survenir si elles ne présentent pas de complications et qu'elles ont un soutien familial et social. Cela est également plus susceptible de se produire et de façon plus rapide lorsque les personnes reçoivent de l'information qu'elles peuvent comprendre, ainsi que lorsqu'elles sont soutenues, conseillées et encouragées dans la gestion de leur diabète. C'est une autre raison pour laquelle l'éducation et tout le concept d'«habilitation» des gens afin qu'ils gèrent leur diabète et s'aident eux-mêmes sont considérés si importants.

Toutefois, il est reconnu que les problèmes psychologiques, en particulier la dépression, sont toujours omniprésents, même chez les personnes qui composent bien avec la situation habituellement. La plupart des personnes font face à une légère dépression à un moment de leur vie, habituellement pour une raison tout à fait compréhensible. La perte d'un emploi et le chômage, le départ de la maison, un deuil, la rupture du mariage, un accident, la maladie et une multitude d'autres situations occasionnant du stress, affectant la personne même ou un être cher, peuvent être à l'origine d'une dépression. Chez une personne atteinte de diabète, le stress peut également désorganiser complètement le contrôle glycémique, occasionnant ainsi un problème additionnel avec lequel il faut composer. Les facteurs directement liés au diabète peuvent être des causes de dépression en soi. Ceux-ci peuvent être très variés et comprendre de toujours devoir porter sur soi l'équipement pour le diabète, la surveillance de la glycémie à domicile, les injections d'insuline, le fait d'avoir un surplus de poids et de trouver la perte de poids ardue, l'impuissance pour laquelle aucune aide n'a été sollicitée, et les hypoglycémies. Dans le cas de l'hypoglycémie, ce ne sont pas les épisodes eux-mêmes qui peuvent causer une dépression, mais plutôt la crainte des conséquences sociales et la gêne d'avoir un épisode en public. Les gens craignent le comportement étrange qu'ils peuvent présenter et le fait que cela risque d'être mal compris, ou qu'ils risquent d'être ridiculisés. Les jeunes en particulier peuvent craindre les répercussions sociales de l'hypoglycémie, avec raison parfois malheureusement. Il peut y avoir un cruel manque de compréhension dans les écoles à l'égard du diabète et de l'hypoglycémie, et les amis d'école et même les enseignants peuvent se montrer peu compatissants, bien que cette situation ne soit heureusement plus aussi fréquente qu'elle ne l'était dans le passé. Dans les pires cas, les craintes et la dépression peuvent entraîner un refus de la part du jeune de fréquenter l'école ou de participer à des activités sociales, et une aide professionnelle est alors nécessaire.

Dans toutes ces situations, le soutien et les conseils des membres du personnel clinique sont précieux. Même si le problème à l'origine du stress et de la dépression ne peut être entièrement éliminé, son impact peut certainement être réduit et des stratégies peuvent être élaborées pour aider la personne à composer avec la situation. La clinique est de toute évidence le premier endroit à contacter pour toute personne atteinte de diabète et souffrant de problèmes psychologiques.

Il a été question de nombreux aspects de la vie au quotidien avec le diabète dans les chapitres précédents. Le présent chapitre se propose de présenter quelques nouveaux sujets qui n'ont pas encore été traités.

EXERCICE

L'exercice est bon pour tout le monde, diabétiques ou non, et cela s'avère particulièrement vrai à une époque où les modes de vie se sont sédentarisés et où un nombre record de personnes ont un surplus de poids ou sont obèses. La pratique d'un exercice sur une base régulière comporte de nombreux avantages dont :

- renforcer le cœur (et la circulation) afin de pomper le sang de façon plus efficace et de réduire le risque de maladies cardiovasculaires ;
- réduire l'impact sur la pression artérielle ;
- brûler des calories, aider au contrôle du poids ;
- renforcer les os et réduire le risque d'ostéoporose plus tard dans la vie ;
- réduire le risque d'une autre condition, y compris l'hémorroïde, la constipation et le cancer du côlon ;
- maintenir la souplesse des articulations, particulièrement importante plus tard dans la vie.

Pour les personnes atteintes de diabète, l'exercice comporte des avantages supplémentaires potentiels, en particulier lorsqu'il s'agit d'exercice physique plus intense. Ceux-ci comprennent une sensibilité à l'insuline accrue dans les muscles et le foie, laquelle peut permettre de réduire la dose d'antidiabétiques oraux ou d'insuline dont la personne a besoin. Le profil des lipides tend également à s'améliorer. De façon plus précise, le taux de bon cholestérol HDL augmente et il peut y avoir une diminution globale des triglycérides, réduisant ainsi le risque d'athérosclérose. On croit que le manque d'exercice peut constituer un facteur de risque directement responsable du développement de l'INSULINORÉSISTANCE dans les cas de diabète de type 2, et demeurer actif tout au long de sa vie est un bon moyen de protection et de prévention.

Le service d'éducation en matière de santé recommande à tout le monde de viser une demi-heure d'exercice modéré au moins cinq jours par semaine. Par exercice modéré on entend la marche rapide, la natation, l'aérobie, la danse, le vélo, les sports d'équipe, la course, etc. Mais de nombreuses autres activités peuvent également constituer un exercice modéré, y compris le jardinage actif, les travaux domestiques ou le bricolage, monter un escalier rapidement ou courir après un bambin actif! Toutes les personnes qui sont sur le point d'amorcer un programme d'exercice, surtout celles qui étaient inactives auparavant, reçoivent les mêmes conseils, c'est-à-dire de commencer lentement et doucement et d'augmenter le degré d'exercice de façon graduelle à mesure que leur condition physique s'améliore. Les personnes atteintes de diabète doivent se montrer particulièrement prudentes, mais cela varie toujours en fonction de l'âge, du type de diabète et de la façon dont il est traité, et de la nature de l'exercice. En général, les conseils sont les suivants :

• Solliciter un avis auprès de la clinique de diabète ou de l'omnipraticien avant d'entreprendre quelque programme d'exercice que ce soit. Un examen médical complet peut être nécessaire si un exercice vigoureux est envisagé, et il est toujours nécessaire pour les personnes d'âge moyen et les personnes âgées. Le risque principal est celui d'une défaillance cardiovasculaire causée par un exercice difficile inhabituel.

- Toujours augmenter la quantité d'exercice de façon graduelle, sur une période de plusieurs semaines.

- Ne jamais se lancer dans un exercice difficile immédiatement, même lorsque l'on croit être en bonne condition physique.

- Prendre dix minutes au début et à la fin de la période d'exercice pour faire des étirements, des flexions, etc. en douceur, afin que les muscles soient préparés.

- Porter des vêtements et des chaussures de sport, un casque, etc. de qualité et appropriés. Porter une attention particulière aux soins des pieds.

- Ne pas faire d'exercice pendant les périodes où le contrôle glycémique est irrégulier ou médiocre.

- Ne pas faire d'exercice pendant une période de maladie ou d'infection, aussi minime soit-elle.

- Éviter de faire de l'exercice lorsqu'il fait très chaud.

- Vérifier la glycémie avant, pendant et après l'exercice, tel qu'il a été conseillé par le personnel clinique.

- Ajuster les doses d'insuline ou de sulfonylurés ou prendre des collations supplémentaires riches en glucides, au besoin (voir plus loin).

- Boire beaucoup de liquides sans sucre avant et pendant la période d'exercice afin d'éviter la déshydratation.

Afin de comprendre pourquoi il est nécessaire pour les personnes atteintes de diabète de prendre des précautions supplémentaires pendant les périodes d'exercice, il peut s'avérer utile d'examiner ce qui se produit dans le cas d'une santé normale. Si l'exercice est vigoureux et dure plus de quelques minutes, les réserves de glycogène dans les muscles sont transformées et utilisées en premier, et le glucose en circulation et les acides gras non estérifiés sont utilisés. Dans le foie, le processus de glyconéogenèse s'amorce et augmente afin de produire plus d'énergie glucidique. Parallèlement, les niveaux d'insuline chutent et les hormones de compensation favorisent la mobilisation des réserves énergétiques du foie et des cellules adipeuses. Le système est ajusté de façon très précise, mais si l'exercice dure plusieurs heures, une HYPOGLYCÉMIE survient habituellement, à moins que la personne ne prenne un repas comportant des glucides. La personne ne sera probablement pas en mesure de poursuivre l'exercice à moins que les réserves énergétiques ne soient rétablies. Chez les personnes atteintes de diabète, les mécanismes habituels de contrôle sont altérés, et la présence de l'insuline injectée ou des antidiabétiques oraux complique davantage les relations métaboliques au cours de l'exercice.

Exercice et diabète de type 1

Les effets de l'exercice sur les personnes atteintes du diabète de type 1 dépendent d'un certain nombre de facteurs :

- le degré de contrôle glycémique ;
- la quantité et le type d'insuline injectée juste avant le début de l'exercice ;
- le moment de la dernière injection et de la dernière collation ou du dernier repas contenant des glucides par rapport au moment de l'exercice ;
- le type et la durée de l'exercice ;
- la localisation du point d'injection.

LE DEGRÉ DE CONTRÔLE GLYCÉMIQUE

Si le contrôle glycémique est bon, le taux de glycémie chute en raison de la demande énergétique de l'exercice, en présence d'une insulinisation complète. L'insuline exogène ou qui provient de l'extérieur ne peut être éliminée (comme c'est le cas dans une santé normale) et il y a donc une hyperinsulinémie pendant que le glucose est utilisé. La présence d'insuline inhibe la production de glucose dans le foie ainsi que l'utilisation des lipides pour fournir de l'énergie. Une HYPOGLYCÉMIE est susceptible de survenir dans ces circonstances, à moins que la dose d'insuline ou l'apport de glucides ne soient altérés (voir plus loin). Si le contrôle glycémique est moins bon ou inadéquat, il peut y avoir un état d'hypoinsulinémie relatif avant que l'exercice ne soit entrepris. Dans ces circonstances, à mesure que le glucose est utilisé pendant l'exercice, la production de glucose par le foie augmente, les hormones de compensation sont mobilisées et les lipides sont utilisés. L'absorption de glucose par les muscles est inhibée et le résultat net est que le taux de glycémie augmente et il y a une hyperglycémie. Il est possible qu'une cétogenèse du foie survienne, avec une production de cétones, ainsi qu'une cétonurie.

LA NATURE DE LA DOSE D'INSULINE

La nature de la dose d'insuline administrée juste avant l'exercice influence le moment où l'HYPOGLYCÉMIE est susceptible de survenir. Une insuline à action brève peut atteindre son effet maximal pendant l'exercice et causer une hypoglycémie, à moins que suffisamment de glucides ne soient absorbés ou que la dose n'ait été réduite. L'insuline à action prolongée maintient un taux d'insuline élevé dans les tissus périphériques et son effet étant plus prolongé, l'hypoglycémie est plus susceptible de survenir plusieurs heures après la période d'exercice, ou même le lendemain. Cela signifie qu'il est important de prendre des repas et des collations contenant des glucides comme d'habitude, afin de pallier cet effet.

L'IMPORTANCE DU MOMENT DE LA DOSE D'INSULINE ET DE L'APPORT DE GLUCIDES

Le moment de l'administration de la dose d'insuline et de l'apport de glucides par rapport au moment de l'exercice est important pour prévenir ou réduire le risque de problèmes. Idéalement, l'exercice devrait être prévu et exécuté une ou deux heures après un repas. Une exercice vigoureux prévu devrait être planifié de façon à éviter l'effet maximal de la dernière dose d'insuline.

LE TYPE D'EXERCICE

Un exercice vigoureux ou prolongé demande davantage du corps et de l'activité métabolique et il est donc plus susceptible de causer des problèmes. Cela exige une bonne planification, en particulier une réduction de la dose d'insuline précédente de 40 à 50 pourcent et des glucides supplémentaires, à un taux de 20 à 40 g par heure, pendant la période d'exercice. Toutefois, un avis clinique spécifique devrait être sollicité.

LA LOCALISATION DU POINT D'INJECTION

Le point d'injection affecte la vitesse à laquelle l'insuline est absorbée et, donc, le temps nécessaire avant qu'elle ne commence à faire effet. Elle est absorbée plus rapidement par un membre impliqué dans l'exercice et il est donc préférable de l'injecter dans l'abdomen. Quel que soit le point d'injection, l'exercice accélère l'absorption et, donc, l'action de l'insuline.

Conseils relatifs à l'exercice pour les personnes atteintes du diabète de type 1

L'adaptation à l'exercice dépend de facteurs individuels et chaque personne atteinte du diabète de type 1 devrait solliciter un avis auprès de la clinique du diabète. Seuls des conseils de nature générale sont possibles ici.

- S'il s'agit d'un exercice léger, il n'est probablement pas nécessaire d'ajuster la dose d'insuline ou l'apport de glucides, mais il est nécessaire de bien surveiller le taux de glycémie.

- Si l'exercice n'est pas prévu, s'il est plus soutenu ou se prolonge sur une période relativement courte, il peut s'avérer nécessaire de prendre une collation contenant des glucides pendant et après l'exercice. Il est également nécessaire de bien surveiller le taux de glycémie.

- Planifier la prise d'insuline lorsque l'exercice doit être soutenu ou prolongé. Réduire la dose d'insuline précédant l'exercice selon les conseils du personnel clinique et surveiller le taux de glycémie avant, pendant et après l'exercice. Débuter l'exercice 1 ou 2 heures après un repas et avoir avec soi des collations et des boissons contenant des glucides pouvant être consommées au besoin. Idéalement, toujours pratiquer l'exercice au même moment de la journée afin de faciliter la surveillance des effets de l'ajustement de la dose d'insuline ou de l'apport de glucides et de savoir ce qui est nécessaire pour éviter les problèmes.

- Même si le taux de glycémie est élevé après l'exercice, ne pas sauter de repas ou de collations pris à des heures régulières. L'HYPOGLYCÉMIE peut toujours survenir dans ces conditions, souvent plusieurs heures plus tard lorsque les réserves de glucose épuisées pendant l'exercice sont reconstituées. S'empêcher de manger ne fait qu'accroître le risque.

- Ne jamais omettre une dose d'insuline.

- En raison du risque d'hypoglycémie, certains sports dangereux sont déconseillés, en particulier si la personne est seule pour les pratiquer. Les instances dirigeantes de certains sports (certains types de courses motorisées, la plongée sous-marine, la voile en solitaire, le delta-plane) interdisent la participation aux personnes traitées à l'insuline.

Exercice et diabète de type 2

Les personnes atteintes du diabète de type 2 peuvent avoir les réactions physiologiques normales à l'exercice mais de façon atténuée ou altérée. Il n'y a généralement aucun risque d'HYPOGLYCÉMIE, sauf pour les personnes traitées à l'insuline ou aux SULFONYLURÉS. Les personnes traitées à l'insuline doivent prendre les mêmes précautions que celles atteintes du diabète de type 1. S'il s'agit d'un traitement aux sulfonylurés, les mesures à prendre dépendent, encore une fois, d'une combinaison de facteurs qui comprennent la nature et la durée de l'exercice et le mode d'action du médicament, le degré de contrôle glycémique, le poids corporel et les réactions individuelles. L'avis d'un expert devrait être sollicité afin de déterminer si les doses de médicaments doivent être modifiées. Comme dans le cas du diabète de type 1, il est préférable de planifier tout exercice soutenu ou prolongé. Il est habituellement préférable de réduire (ou même d'omettre éventuellement) la dose de sulfonylurés précédant l'exercice afin de réduire le risque d'hypoglycémie, plutôt que d'augmenter l'apport de glucides, parce qu'il peut être nécessaire de perdre du poids. Toutefois, les personnes pratiquant un exercice exigeant peuvent avoir besoin de glucides supplémentaires si la réduction de la dose uniquement s'avère inadéquate pour prévenir l'hypoglycémie. Comme pour les personnes traitées à l'insuline, celles traitées aux sulfonylurés devraient surveiller leur taux de glycémie avant, pendant et après l'exercice afin de pouvoir noter et analyser les effets.

COMPOSER AVEC LA MALADIE ET LES INFECTIONS

Les maladies et les infections courantes peuvent se révéler un problème particulier pour les personnes atteintes de diabète. Le rhume, la grippe et les troubles intestinaux, qui sont habituellement des inconvénients désagréables de courte durée pour les personnes en santé, peuvent avoir de graves conséquences pour les personnes atteintes de diabète, à moins qu'ils ne soient gérés correctement. Une part importante de la vie de tous les jours avec le diabète consiste à accepter la nécessité de porter une attention particulière pendant des épisodes de maladie et d'apprendre, avant l'événement, les choses à faire et à ne pas faire. Des conseils sur une base individuelle peuvent être donnés à cet effet par le personnel clinique et des dépliants d'information contenant des lignes directrices simples sont également offerts. Un certain nombre de lignes directrices de base généralement reconnues devraient être suivies. Mais avant de les présenter, il peut être utile d'examiner ce qui se produit dans le corps au cours d'un épisode de maladie ou d'infection. Dans le cas d'une infection, les mécanismes hormonaux de compensation (glucagon, adrénaline, cortisol et hormone de croissance) sont stimulés, entraînant une mobilisation des réserves de gras et une augmentation de la production de glucose par le foie, et causant une hausse du taux de glycémie. Chez une personne en santé, davantage d'insuline est produite pour compenser, mais dans le cas du diabète, cette réaction est altérée ou absente. Les personnes atteintes de diabète ont donc tendance à devenir hyper-glycémiques et, dans le cas du syndrome de type 2, les cétones peuvent commencer à s'accumuler et il y a un risque de cétoacidose diabétique. L'hyperglycémie, préci-pitée par la maladie, est susceptible de causer des symp-tômes osmotiques tels que la polyurie, la polyurie noc-turne et la polydipsie (soif excessive). La fièvre, les vomis-sements et la diarrhée qui peuvent accompagner la mala-die entraînent des pertes additionnelles de liquide et les diabétiques sont donc plus à risque de déshydratation.

À la lumière de ce qui précède, les personnes atteintes de diabète comprendront les lignes directrices générales suivantes pour les jours de maladie.

- D'abord et avant tout, ne JAMAIS omettre la dose d'in-suline ou de médicament oral. Il y a malheureusement une idée fausse répandue, en particulier si la personne se sent incapable de manger, à l'effet que la réaction normale consiste à ne pas prendre la dose habituelle d'insuline ou de comprimés afin d'éviter une HYPOGLY-CÉMIE. En fait, tel qu'il a été noté précédemment, le prin-cipal risque est celui d'une hyperglycémie et de ses con-séquences possibles et omettre la médication ne fait qu'aggraver la situation et peut rendre la personne gravement malade. De fait, les doses peuvent devoir être augmentées en réponse à la maladie (voir plus bas).

- Surveiller le taux de glycémie fréquemment, idéalement toutes les deux à quatre heures et au moins quatre fois par jour. Ou analyser l'urine pour le glucose si c'est la méthode utilisée.

- Les personnes atteintes du diabète de type 1 devraient analyser l'urine pour les cétones au moins quatre fois par jour.

- Suivre les conseils spécifiques du personnel clinique. De façon générale :

  ○ Si la lecture de glycémie est inférieure à 13 mmole/l et qu'il n'y a pas de cétones, il n'est pas nécessaire d'ajuster la dose d'insuline (ou de comprimés).

  ○ Si la lecture de glycémie est supérieure à 13 mmole/l ou que des cétones sont présents, une insuline extra-claire sera nécessaire (4 à 6 unités, selon les lectures).

  À mesure que la maladie se résorbe et que les taux de glycémie chutent, la dose normale d'insuline devrait être rétablie. Des doses accrues sont nécessaires selon les résultats de la glycémie et ne dépendent en aucune façon de la capacité de manger ou non. Les personnes prenant des antidiabétiques oraux peuvent devoir augmenter leur dose de comprimés. Des doses d'insuline claire peuvent s'avérer nécessaires le temps de la maladie. En cas de doute quant aux mesures à prendre en cas de maladie, toujours solliciter un avis professionnel.

- Il est important de se rappeler que même les maladies mineures peuvent causer un problème chez les diabétiques ; il ne faut donc pas hésiter à consulter un médecin lorsqu'il y a un malaise.

- Dans le cas de remèdes en vente libre, toujours s'assurer qu'ils ne contiennent pas de sucre.

- S'il est impossible de manger normalement, il faut essayer des solutions de remplacement telles que de la soupe, du lait, de la crème glacée, du flan, du miel, du jus de fruits ou de la confiture comme substituts de repas. À tout le moins, prendre un verre (250 ml) de boisson sucrée pour remplacer chaque repas.

- Boire beaucoup de liquides sans sucre, au moins six à huit verres par jour pour prévenir la déshydratation.

- Lorsque la personne vomit et qu'elle ne peut rien garder, si le taux de glycémie est très élevé ou très bas ou si une cétonurie est en hausse, il faut solliciter une aide médicale. La personne sera probablement admise à l'hôpital afin que la condition puisse être étroitement surveillée et que le traitement puisse être administré par intraveineuse.

- Se reposer suffisamment et demeurer à la maison jusqu'à ce que l'état s'améliore. Ne pas tenter de poursuivre ses activités normalement pendant la maladie et éviter toute activité ou tout stress supplémentaire.

VACCIN CONTRE LA GRIPPE

L'administration du vaccin peut dérégler le contrôle glycémique de façon temporaire et il est judicieux de surveiller les taux de glycémie de façon plus rigoureuse au cours des jour suivants l'injection.

SOINS DENTAIRES

Des examens dentaires réguliers et des traitements préventifs sont particulièrement importants pour les personnes atteintes de diabète étant donné que les infections à la bouche ou les douleurs aux dents peuvent dérégler le contrôle glycémique et l'alimentation. Les traitements dentaires sont une source de stress pour de nombreuses personnes et il est donc conseillé aux diabétiques de surveiller leur taux de glycémie étroitement après un traitement afin de prévenir tout développement d'une HYPOGLYCÉMIE. Le dentiste devrait être mis au courant de la présence de diabète. Tout traitement dentaire exigeant une anesthésie générale devrait être pratiqué à l'hôpital.

VOYAGES ET VACANCES

Que ce soit au pays ou à l'étranger, voyager et partir en vacances comporte son lot de difficultés potentielles pour les personnes atteintes de diabète. Heureusement, elles peuvent habituellement être évitées, ou leur impact réduit, en planifiant soigneusement à l'avance afin d'identifier toute embûche possible. Si de bonnes précautions sont prises, il n'y a aucune raison pour que les personnes atteintes de diabète ne puissent pas profiter des mêmes occasions de voyage et de vacances que tout le monde. Le dérèglement du contrôle glycémique dans le quotidien constitue le principal problème potentiel parce que les personnes se retrouvent soudainement dans un milieu différent. Les personnes atteintes du diabète de type 1 et du diabète de type 2 traité à l'insuline ou aux sulfonylurés sont probablement les plus à risque. Toutefois, tous les diabétiques, en particulier ceux qui ont déjà une COMPLICATION ou sont à risque d'en développer une, telle que le PIED DIABÉTIQUE, doivent être particulièrement prudents en voyage ou en vacances. Il est préférable de consulter le personnel clinique ou son omnipraticien pour obtenir des conseils individualisés. Voici un résumé de conseils de voyage d'ordre général pour les diabétiques.

Voyages au pays

Les voyages au pays sont moins susceptibles de causer des problèmes, mais il peut tout de même y avoir des dérèglements et des délais qui peuvent faire manquer des repas. Il est nécessaire de se préparer à cette éventualité en ayant avec soi des collations contenant des glucides assez substantielles pour remplacer des repas, s'il y a lieu, ainsi qu'en ayant les fournitures pour le traitement du diabète à portée de la main. Il est judicieux de porter une pièce d'identité quelconque faisant état du diabète (carte, collier, bracelet, etc.), en particulier pour les personnes qui voyagent seules.

Voyages à l'étranger

- Ces voyages nécessitent une bonne préparation et des soins particuliers pendant le séjour à l'extérieur. Il existe de nombreuses façons de se préparer avant de partir.

- S'assurer que le contrôle glycémique est bon et s'informer de la façon de l'améliorer, s'il y a lieu.

- Des vaccins sont nécessaires pour la plupart des endroits exotiques, y compris l'Asie et l'Afrique. S'informer des vaccins nécessaires et s'assurer d'être vacciné dans les délais recommandés, en gardant à l'esprit que les vaccins peuvent dérégler le contrôle glycémique de façon temporaire. Il est possible que des médicaments contre la malaria soient nécessaires ; consulter son médecin à ce propos et s'informer des effets possibles sur le diabète.

- Prévoir du temps pour comparer les coûts d'assurance voyage et maladie et lire les petits caractères afin de s'assurer de la couverture appropriée. Il faut déclarer la condition diabétique sur tout formulaire d'assurance voyage et maladie et s'assurer que la compagnie ne prévoit aucune exclusion à cet égard.

- S'informer de la nature et de la disponibilité des réserves d'insuline dans le pays où le déplacement est prévu, juste au cas où quelque chose arriverait à ses propres réserves.

- Dans le cas d'un vol long-courrier qui traverse plusieurs fuseaux horaires, il faut solliciter un avis spécifique concernant l'ajustement des doses d'insuline. Voyager de l'est vers l'ouest rallonge les journées et l'inverse est vrai pour les voyages d'ouest en est. De très petites doses d'insuline claire peuvent être nécessaires pour les voyages d'est en ouest ou, à l'opposé, une dose d'insuline à action prolongée peut devoir être omise pour les voyages dans la direction inverse. Des conseils plus précis dépendront de la nature du traitement à l'insuline et il est judicieux de consulter la clinique bien avant le départ.

- Prendre deux fois la quantité d'équipement nécessaire : insuline ou comprimés, seringues, lancettes, bandelettes réactives, etc. Une réserve pour trois mois est offerte sans difficulté et devrait habituellement suffire pour tous les besoins.

- La gastroentérite est malheureusement une affection qui accompagne trop souvent les séjours à l'étranger. Prendre des médicaments antidiarrhéiques avec soi, ainsi que du dioralyte, afin de remplacer les électrolytes perdus. Consulter son médecin ou la clinique pour un avis. Il peut être nécessaire de prendre un antibiotique prophylactique (c.-à-d. préventif) pour se prémunir contre cette affection. En cas d'atteinte légère à l'étranger, prendre les mêmes précautions qu'à la maison, même si cela interfère avec les activités prévues.

- S'assurer d'emporter une identification comme diabétique et la porter sur soi. Une lettre du médecin ou de la clinique détaillant son diabète et le type de traitement en cours est utile, en particulier si on transporte des seringues dans son bagage à main. C'est une très bonne idée d'obtenir une copie de cette lettre dans la langue locale.

- S'informer de la possibilité d'un accès à un réfrigérateur au lieu de séjour. Si cela n'est pas possible, s'assurer d'avoir un sac isolé ou un autre contenant pour ranger l'insuline et la conserver au frais.

- Rassembler une trousse de premiers soins à emporter contenant des articles appropriés comme des pansements adhésifs, une lotion et une crème antiseptique, de la crème pour les pieds, une lotion après-soleil, du paracétamol, etc.

Conseils d'ordre général pour les déplacements et les séjours à l'extérieur

- Toujours avoir des réserves d'insuline ou des comprimés avec soi dans le bagage à main. L'insuline gèle dans la soute à bagages d'un avion.

- Chez les personnes qui ont tendance à avoir le mal des transports, prendre des comprimés contre les nausées avant le départ.

- Informer les agents de bord de votre condition de diabétique. Un service de repas prioritaire sera peut-être possible.

- Avoir avec soi des collations contenant des glucides et du glucose, en cas de besoin.

- Au cours d'un vol long-courrier, fléchir les pieds et les muscles des jambes fréquemment et se lever et marcher de temps à autre.

- À l'étranger, faire attention à ce que l'on mange. Il est plus sécuritaire de boire de l'eau embouteillée.

- Se rappeler que la chaleur affecte le contrôle du diabète et l'absorption de l'insuline, etc. Vérifier le sang et l'urine fréquemment pour surveiller le contrôle glycémique.

- Éviter les coups de soleil et demeurer à l'ombre autant que possible ; les personnes atteintes de NEUROPATHIE sont plus à risque.

- Protéger ses pieds et toujours porter des sandales ou des chaussures de toile à la plage. Garder à l'esprit que la chaleur peut faire enfler les pieds ; s'assurer d'avoir des chaussures assez grandes et confortables.

- Surveiller sa consommation d'alcool et suivre les lignes directrices recommandées. Dans le cas où l'on mange davantage, il faut garder à l'esprit qu'il peut être nécessaire d'ajuster les doses d'insuline.

- Si un malaise se déclare, solliciter une aide médicale sans tarder et ne pas remettre cela sous prétexte d'être dans un milieu inconnu.

DIABÈTE ET EMPLOI

Les personnes dont le diabète est contrôlé au moyen d'une diète ne rencontrent généralement que peu d'obstacles à l'emploi, à moins qu'elles ne développent des complications ou qu'elles ne soient sujettes à des épisodes d'HYPOGLYCÉMIE. Dans le cas des personnes traitées à l'insuline, une interdiction générale les empêche d'obtenir un emploi dans certaines professions, dont les services d'urgence (services de police, d'incendie et d'ambulance), conduite de train, pilotage d'avion, service d'agent de bord, contrôle aérien, travail en mer, exploitation minière, travail sur un navire de croisière, marine marchande, forces armées, transport du courrier, conduite de poids lourds ou de véhicules de transport public, et, dans certaines régions, le taxi. Si une personne travaille déjà dans un de ces domaines au moment du diagnostic, un autre travail au sein de l'organisation devrait lui être trouvé.

Lorsqu'un formulaire de demande d'emploi doit être rempli, il est préférable d'indiquer la condition diabétique et la méthode de traitement utilisée, mais il n'est aucunement nécessaire d'aller dans les détails. Si des questions sont posées au sujet du diabète au cours d'une entrevue, il faut insister sur tous les aspects positifs, tels que le fait que l'on ait une alimentation et un mode de vie sains et que la condition est bien contrôlée et ne nous empêche nullement de vivre une vie normale. Les employeurs potentiels ne sont généralement préoccupés que par le fait qu'une condition puisse nécessiter qu'une personne s'absente du travail souvent et il est possible de les rassurer sur ce point. Tel qu'il a été mentionné précédemment, il est préférable d'expliquer aux collègues de travail que l'on est diabétique et que l'on devra peut-être prendre des collations à certains moments et qu'il est possible que leur aide soit nécessaire dans l'éventualité d'une hypoglycémie.

THÉRAPIES NON CONVENTIONNELLES QUI PEUVENT S'AVÉRER UTILES

Les thérapies non conventionnelles qui sont devenues de plus en plus populaires au cours des dernières années ne peuvent être utilisées pour traiter ou gérer le diabète qui nécessite des comprimés ou de l'insuline. Toutefois, lorsque la thérapie nutritionnelle est la seule approche, une diète naturopathe riche en fibres comportant une grande quantité de légumes et de fruits frais convient tout à fait. Les personnes qui suivent ce type de diète sont plus susceptibles de maintenir un poids adéquat et sont moins à risque de développer un diabète de type 2. Dans le cas d'un diabète établi, de nombreux remèdes de remplacement peuvent aider à soulager des symptômes spécifiques et des COMPLICATIONS chroniques ; ceux-ci comprennent l'acupression, l'acupuncture, l'aromathérapie, la médecine ayurvédique, les remèdes de Bach, l'homéopathie, et les remèdes à base de plantes médicinales. Dans la plupart des cas, un praticien de médecine non conventionnelle qualifié accrédité devrait être consulté plutôt que de tenter de se traiter soi-même. Les remèdes à base de plantes médicinales en particulier doivent être utilisés avec précaution étant donné que de nombreux extraits de plantes contiennent de puissants médicaments naturels. En cas de doute au sujet d'un remède non conventionnel, il vaut mieux consulter le personnel de la clinique du diabète.

De nombreuses thérapies non conventionnelles sont excellentes pour soulager le stress et la dépression et intègrent des plans d'exercice qui sont bénéfiques pour les personnes atteintes de diabète. La plupart de ces thérapies favorisent un sentiment de bien-être qui soulage les symptômes en soi, même sans être curatives. Ces thérapies comprennent la technique Alexander, la formation autogénique, la thérapie par la couleur, la thérapie par les mouvements de danse, le do-in, le tai-chi et le yoga, en plus de celles listées précédemment.

RECHERCHE SCIENTIFIQUE

Toutes les composantes du diabète font l'objet de recherches scientifiques et médicales intenses et de nouveaux développements sont annoncés régulièrement. La recherche couvre tous les aspects du diabète, des aspects purement scientifiques aux aspects entièrement pratiques, et les nouveaux développements reflètent les avancées dans tous ces champs. Ils comprennent les nouveaux antidiabétiques oraux, des dispositifs de surveillance, de vérification et d'administration de l'insuline plus avancés, des méthodes de dépistage plus efficaces pour les COMPLI-

CATIONS telles que la RÉTINOPATHIE et de meilleurs traitements pour les complications. Un exemple de ce dernier cas a été annoncé en septembre 2002 et concernait une patiente diabétique qui avait une gastroparésie (*voir* Chapitre 8, NEUROPATHIE) et qui avait été incapable de manger normalement en raison d'une paralysie des intestins. Elle avait dû être nourrie par une sonde, elle avait perdu beaucoup de poids et avait eu plusieurs infections graves en raison de cette méthode d'alimentation. Un type de stimulateur cardiaque spécial a été placé de façon à stimuler les nerfs endommagés responsables de la paralysie des intestins, et la réussite de ce traitement a permis à la personne de reprendre une alimentation normale pour la première fois depuis de nombreuses années.

Il y a lieu de croire que la recherche génétique et autre explorant le fonctionnement des cellules du pancréas et de l'insuline mènera à des percées, peut-être même à la prévention du diabète chez certaines personnes. Bien que la procédure soit controversée du point de vue éthique à l'heure actuelle, il est possible que dans l'avenir, des cellules souches provenant d'embryons soient cultivées en cellules bêta en laboratoire pour ensuite être transplantées. Les cellules souches adultes pourraient également être appelées à jouer un rôle. De nouvelles percées continueront vraisemblablement de permettre de stopper ou de renverser la perte de fonction des cellules bêta.

Entre-temps, les perspectives se sont améliorées au-delà de toute espérance depuis les premiers traitements à l'insuline d'origine animale et elles demeurent favorables pour les personnes atteintes de diabète qui ont accès à de bons soins médicaux. À un certain moment, le diabète était une cause inévitable de décès prématuré, mais aujourd'hui, la plupart des personnes peuvent espérer vivre une vie longue et productive. Il était auparavant impossible pour une femme atteinte de diabète de penser avoir un enfant. Aujourd'hui, comme nous l'avons vu, plus de 90 pourcent des grossesses diabétiques ont une issue heureuse. Bien que le diabète demeure une maladie grave, pour les personnes et comme problème de santé mondial, il y a tout lieu de croire que les façons de composer avec lui continueront de s'améliorer dans l'avenir.

Glossaire

Acides aminés

Le produit final de la digestion des aliments protéinés et les composantes de base de tous les constituants protéiques du corps. Ils contiennent tous un groupe carboxyle acide (-COOH) et un groupe aminé ($-NH_2$), qui sont tous deux liés au même atome de carbone central. Certains peuvent être fabriqués dans le corps, alors que d'autres, les acides aminés essentiels, doivent provenir de sources de protéines dans l'alimentation.

Acromégalie

Une maladie chronique caractérisée par une hypertrophie des os de la tête, des mains et des pieds et le gonflement des tissus mous, en particulier la langue. Elle résulte d'une sécrétion excessive d'hormone de croissance par l'hypophyse.

Adrénaline ou épinéphrine

Une hormone très importante produite par la medulla des glandes surrénales qui, lorsqu'elle est sécrétée, prépare le corps à la peur, à la fuite ou à la lutte en augmentant l'amplitude et la vitesse de la respiration, en accélérant le rythme cardiaque et en améliorant la performance des muscles. Elle a également un effet inhibiteur sur le processus de digestion et d'excrétion. Elle peut être utilisée de diverses façons sur le plan médical, par exemple, pour le traitement de l'asthme, en détendant les voies respiratoires, et également pour stimuler le cœur lors d'un arrêt cardiaque.

Androgène

Un des groupes d'hormones responsables du développement des organes génitaux et des caractéristiques sexuelles secondaires chez l'homme. Les androgènes sont des hormones stéroïdes, dont la plus connue est la testostérone. Ils sont principalement sécrétés par les testicules chez l'homme, mais également en petites quantités par le cortex surrénal et les ovaires chez la femme.

Anticorps

Ce sont des substances protéiques de type globuline qui sont produites par les tissus lymphoïdes et qui circulent dans le sang. Les anticorps réagissent à leurs antigènes correspondants et les neutralisent, les rendant ainsi inoffensifs. Les anticorps sont produits en fonction d'une grande variété d'antigènes et ces réactions sont à l'origine de l'immunité et des allergies.

Antigène

Toute substance entraînant la formation par le corps d'anticorps pour neutraliser ses effets. Les antigènes sont souvent des substances protéiques, considérées comme «étrangères» et «invasives» par le corps. Elles suscitent la production d'anticorps contre elles.

Antigènes d'histocompatibilité

Ce sont les antigènes leucocytes humains. Quatre gènes sont responsables de leur production (A, B, C et D), lesquels sont situés sur le chromosome 6, qui forme le système d'histocompatibilité. Chacun des parents transmet un gène ou un ensemble de gènes qui produit les antigènes d'histocompatibilité à la surface des cellules dans tout le corps. Ces antigènes sont le moyen par lequel le système immunitaire distingue ce qui est sien de ce qui est étranger, et cela s'avère très important dans le cas des greffes d'organes. Plus les antigènes leucocytes humains du donneur et du receveur se ressemblent, et plus les chances de succès sont grandes. Si deux personnes ont des types d'antigènes leucocytes humains identiques, elles sont décrites comme histocompatibles.

Ataxie de Friedreich

Une maladie héréditaire causée par la dégénération de cellules nerveuses dans le cerveau et la moelle épinière. Elle apparaît chez les enfants, généralement à l'adolescence, et les symptômes comprennent des troubles de l'équilibre à la marche et une perte du réflexe rotulien, qui mène progressivement à des tremblements, des troubles de l'élocution et une scoliose. Les symptômes sont de plus en plus invalidants et peuvent également être accompagnés d'une maladie cardiaque.

Athérosclérose

Une maladie dégénérative des artères associée aux dépôts adipeux sur les parois internes qui entraîne une réduction du flux sanguin.

Auto-immunité

Un trouble du système immunitaire dans lequel le corps développe des anticorps qui attaquent ses propres composants ou substances.

Bile

Liquide visqueux et amer produit par le foie et stocké dans la vésicule biliaire. Il s'agit d'une solution alcaline composée de sels biliaires, de pigments, de certains sels minéraux et de cholestérol, qui aide à la digestion des graisses et à l'absorption des éléments nutritifs. La décharge de bile dans l'intestin augmente après l'absorption d'aliments, et de la quantité sécrétée chaque jour (jusqu'à un litre), la plupart est réabsorbée avec les aliments, passant dans le sang afin de revenir par la circulation jusqu'au foie. Si le flux de bile dans l'intestin est restreint, elle reste dans le sang et entraîne une jaunisse.

Cellule

La composante de base de toute vie et la plus petite unité de structure dans le corps. Les cellules du corps humain varient en taille et en fonction et on en dénombre plusieurs milliards. Chaque cellule est composée d'un corps cellulaire entouré d'une membrane. Le corps cellulaire est constitué d'une substance appelée cytoplasme, qui contient divers organites ainsi qu'un noyau. Le noyau contient les chromosomes, composés du matériel génétique, l'ADN. La plupart des cellules du corps humain comptent 46 chromosomes (23 paires), une moitié provenant du père de la personne et l'autre moitié de la mère. Les cellules sont capables de produire des copies exactes d'elles-mêmes par un processus appelé mitose, et chaque cellule fille reçoit un ensemble complet de chromosomes. Toutefois, les cellules sexuelles humaines (sperme et ovules) diffèrent en ce qu'elles n'ont toujours que la moitié des chromosomes. Lors de la fertilisation, un spermatozoïde et un ovule se combinent et l'embryon reçoit un ensemble complet de chromosomes.

Cétogenèse

La production normale de cétones dans le corps en raison du métabolisme des gras. Un excès entraîne une cétose.

Cétone

Un composé organique qui contient un groupement carbonyle (C=O). Les cétones peuvent être détectés dans le corps lorsque le gras est métabolisé pour de l'énergie lorsque l'apport de nourriture est insuffisant.

Cétonurie ou **acétonurie** ou **cétoacidurie**

La présence de corps cétoniques dans l'urine en raison d'une famine ou d'un diabète sucré, entraînant une cétogenèse ou une cétose excessive.

Cétose

L'accumulation de cétones dans le corps et la circulation en raison d'un manque de glucides pour le métabolisme ou d'une incapacité d'utiliser complètement les glucides, résultant en une transformation des gras. Elle est induite par la famine, le diabète sucré ou toute condition dans laquelle les gras sont métabolisés rapidement et de façon excessive.

Chromosomes

Les structures en forme de tige, présentes dans le noyau de chaque cellule, qui contiennent l'information génétique ou les gènes. Chaque cellule humaine contient 23 paires de chromosomes, mis à part le sperme et les ovules, dont la moitié provient du père et l'autre moitié de la mère. Chaque chromosome consiste en un filament double en spirale (double hélice) d'ADN, avec les gènes portant l'information génétique disposés en lignes sur toute la longueur. Les gènes déterminent toutes les caractéristiques de chaque personne. Sur l'ensemble des paires de chromosomes, 22 sont identiques chez l'homme et la femme. La vingt-troisième paire est constituée des chromosomes sexuels, les hommes ayant un chromosome X et un chromosome Y tandis que les femmes ont deux chromosomes X.

CMH (complexe majeur d'histocompatibilité)

Un groupe de gènes situés sur le chromosome 6 et qui codent pour les antigènes d'histocompatibilité.

Corps cétonique

Un des nombreux composés (par ex. l'acide acétoacétique) produits par le foie à la suite au métabolisme des dépôts de gras. Ces composés fournissent normalement de l'énergie par la cétogenèse, pour les tissus périphériques. Dans des conditions anormales, lorsque l'apport de glucides est réduit, la cétogenèse produit un surplus de corps cétoniques dans le sang (cétose) qui peut ensuite apparaître dans l'urine (cétonurie).

Duodénum

La première partie de l'intestin grêle où les aliments (le chyme) de l'estomac sont soumis à l'action de la bile et des enzymes pancréatiques. Le duodénum sécrète également une hormone qui contribue à la transformation des gras, des protéines et des glucides. Dans le duodénum, les conditions acides relatives à l'estomac sont neutralisées et rendues alcalines afin que les enzymes intestinales puissent agir.

Enzyme

Toute molécule protéique qui agit comme catalyseur dans le processus biochimique du corps. Les enzymes sont essentielles à la vie et hautement spécifiques, agissant sur certains substrats à une température et un pH donnés, par exemple, les enzymes digestives amylase, lipase et trypsine. Les enzymes agissent en fournissant des sites actifs (un ou plus pour chaque enzyme) auxquels se fixent les molécules de substrats, formant ainsi des intermédiaires de courte durée. La vitesse de réaction est accrue, et après la formation du produit, le site actif est libéré. Il est facile de désactiver des enzymes par la chaleur et certains produits chimiques. Elles sont vitales au fonctionnement normal du corps, et leur absence ou leur inactivité peuvent entraîner des dérèglements métaboliques.

Estomac

Un agrandissement du canal alimentaire situé entre l'œsophage et le duodénum. Il possède des parois épaisses de muscle lisse qui se contractent pour manipuler la nourriture, et ses sorties sont contrôlées par des sphincters, le cardial à l'avant et le pylore à la jonction avec le duodénum. Les cellules muqueuses de la paroi sécrètent du jus gastrique. La nourriture est réduite en semi-liquide acide et déplacée dans le duodénum. La taille de l'estomac varie mais sa plus grande longueur est d'environ 30 cm et sa largeur de 10 à 12 cm. Sa capacité approximative est de 1 à 1,5 litre.

Gangrène

Nécrose des tissus en raison de la réduction de l'apport sanguin ou d'une infection bactérienne. Il existe deux types de gangrène : sèche et humide. La gangrène sèche est causée uniquement par la réduction de l'apport sanguin et constitue une complication avancée du diabète sucré dans laquelle une athérosclérose est présente. La partie affectée devient froide et prend une coloration brune et noire, et il y a une démarcation évidente entre les tissus vivants et nécrosés. À un certain point, la partie gangréneuse se détache.

Gène

L'unité fondamentale du matériel génétique à un endroit précis sur un chromosome. Il est complexe sur le plan chimique et responsable de la transmission de l'information entre les générations. Chaque gène contribue à un trait particulier ou une caractéristique. Il existe plus de 100 000 gènes chez les humains, et la taille des gènes varie selon la caractéristique, par ex. le gène qui code pour l'insuline s'étend sur 1 700 paires de base. Il existe de nombreux types de gènes, selon leur fonction et, de plus, les gènes sont dits dominants ou récessifs. Une caractéristique dominante survient chaque fois que le gène est présent, tandis que l'effet d'un gène récessif (par ex. une maladie) nécessite que le gène soit sur les deux membres d'une paire de chromosomes, c.-à-d. qu'il doit être homozygote.

Glande

Un organe ou un groupe de cellules qui sécrète une ou plusieurs substances spécifiques, par ex. des hormones. Les glandes endocrines sécrètent directement dans le sang tandis que les glandes exocrines sécrètent sur une surface épithéliale par un canal. Certaines glandes produisent un liquide, par exemple le lait des glandes mammaires, la salive des glandes sublinguales. La glande thyroïde est une glande endocrine qui libère des hormones dans la circulation. Un autre système de glandes, les glandes lymphatiques, agit dans l'ensemble du corps en association avec les vaisseaux lymphatiques.

Glandes endocrines

Glandes sans canaux qui sécrètent des hormones directement dans la circulation sanguine (ou lymphe). Certains organes, par ex. le pancréas, produisent également des sécrétions par un canal. Outre le pancréas, les principales glandes endocrines sont la thyroïde, l'hypophyse, les parathyroïdes, les ovaires et les testicules. Un déséquilibre des sécrétions des glandes endocrines entraîne diverses maladies.

Glande surrénale

Chaque rein a une glande surrénale à sa surface supérieure. Les glandes surrénales sont des organes endocriniens importants qui produisent des hormones qui contrôlent différentes fonctions du corps. Chaque glande surrénale est constituée de deux parties, un cortex externe et une medulla interne, qui sécrète diverses hormones. Deux des plus importantes hormones sont l'adrénaline et la cortisone.

Glande thyroïde

Une glande endocrine à deux lobes située à la base du cou et sur sa face antérieure. Elle est ensachée dans un tissu fibreux et bien alimentée en sang, et l'intérieur consiste en de nombreuses vésicules contenant une substance colloïdale gélatineuse. Ces vésicules produisent l'hormone thyroïdienne, riche en iode, et sont contrôlées par l'hormone stimulant les fonctions thyroïdiennes sécrétée par l'hypophyse. La glande produit deux hormones : la thyroxine et la triiodothyronine, qui sont essentielles à la régulation du métabolisme et de la croissance.

Globuline

Un des groupes de protéines globulaires que l'on trouve en grande quantité dans le lait, le sang, les œufs et les plantes. Il existe quatre types de sérum : a1, a2, b et g. Les types alpha et bêta sont des protéines porteuses, comme l'hémoglobine, et les globulines gamma comprennent les immunoglobulines impliquées dans la réponse immunitaire.

Glucagon

Une hormone qui joue un rôle important dans le maintien du taux de glucose dans le sang. Elle agit à l'inverse de l'insuline, augmentant l'apport de glucose sanguin par la transformation de glycogène en glucose dans le foie. Le glucagon est produit par les îlots de Langerhans lorsque le taux de glycémie est bas.

Glycogène ou amidon animal

Un glucide (polysaccharide) stocké principalement dans le foie. Il agit comme réserve d'énergie qui est libérée au cours de l'hydrolyse.

Glycosurie

La présence de sucre (glucose) dans l'urine, habituellement due au diabète sucré.

Hormone

Une substance chimique que le corps produit naturellement et qui agit comme messager. Une hormone est produite par des cellules ou des glandes dans une partie du corps et passe ensuite dans la circulation sanguine. Lorsqu'elle atteint un autre site spécifique, son organe «cible», elle cause une réaction à cet endroit, modifiant la structure ou la fonction des cellules, en provoquant éventuellement la libération d'une autre hormone. Les hormones sont sécrétées par les glandes endocrines; par exemple les hormones sexuelles, comme la testostérone, sont sécrétées par les testicules, et l'œstradiol et la progestérone sont sécrétés par les ovaires.

Hormone de croissance ou somatotrophine ou hGH

Une hormone produite et stockée par l'hypophyse antérieure qui contrôle la synthèse des protéines dans les muscles et la croissance des os longs dans les bras et les jambes. Des taux faibles entraînent le nanisme chez les enfants. Des taux élevés entraînent le gigantisme chez les enfants, et l'acromégalie chez les adolescents.

Hyperglycémie

La présence d'un excès de sucre (glucose) dans le sang, comme dans le cas du diabète sucré, causée par un manque d'insuline pour traiter l'apport de glucides. La condition peut entraîner un coma diabétique.

Hypertension

Une pression sanguine élevée (dans les artères). Une hypertension essentielle peut résulter d'une cause inconnue, d'une maladie rénale ou d'une maladie endocrine. Une hypertension artérielle maligne sera fatale si elle n'est pas traitée. Elle peut constituer une condition en soi ou être le stade terminal d'une hypertension essentielle. Elle a tendance à survenir chez un groupe d'âge plus jeune, et elle est accompagnée d'une tension artérielle diastolique élevée et d'une insuffisance rénale. L'artériosclérose est une complication de l'hypertension et lui est souvent associée. D'autres complications peuvent comprendre une hémorragie cérébrale, une insuffisance cardiaque et une insuffisance rénale. Condition qui s'avérait rapidement fatale auparavant, l'hypertension a vu son traitement révolutionné par les antihypertenseurs, lesquels ont permis de redonner une vie presque normale aux personnes atteintes.

Hypoglycémie

Un manque de sucre dans le sang, lequel survient dans les cas de famine ou de diabète sucré lorsque trop d'insuline a été administrée et pas assez de glucides ont été absorbés. Les symptômes comprennent de la faiblesse, des sueurs, des étourdissements et des tremblements, et peuvent mener au coma. Les symptômes sont atténués par l'apport de glucose, administré par la bouche ou par injection dans le cas d'un coma hypoglycémique.

Hypophyse

Une petite mais très importante glande endocrine à la base de l'hypothalamus. Elle est composée de deux lobes, l'antérieur, appelé adénohypophyse, et le postérieur, appelé neurohypophyse. L'hypophyse sécrète des hormones qui contrôlent de nombreuses fonctions et est elle-même contrôlée par les sécrétions hormonales de l'hypothalamus. La neurohypophyse stocke et libère les hormones peptidiques produites par l'hypothalamus, nommément l'ocytocine et la vasopressine. L'adénohypophyse sécrète l'hormone de croissance, la gonadotrophine, la prolactine (participe à la stimulation de la lactation), l'ACTH et les hormones stimulant la thyroïde.

Îlots de Langerhans

Groupes de cellules dans le pancréas qui constituent la partie endocrine de la glande. Il existe trois types de cellules : alpha, bêta et delta. Les deux premiers types produisent respectivement du glucagon et de l'insuline, deux hormones vitales à la régulation du taux de glycémie. La troisième hormone produite se nomme somatostatine (également sécrétée par l'hypothalamus), et elle travaille de façon antagoniste à l'hormone de croissance en bloquant sa sécrétion par l'hypophyse. Les îlots ont été nommés d'après Paul Langerhans, un pathologiste allemand.

Lipolyse

La transformation de lipides en acides gras par l'action de l'enzyme lipase.

Lipoprotéine

Une protéine ayant une molécule d'acide gras attachée à elle. Les lipoprotéines sont importantes dans certains processus, par exemple, le transport du cholestérol.

Maladie cœliaque ou entéropathie au gluten

Il s'agit d'une affection de l'enfance dans laquelle les intestins sont incapables d'absorber les matières grasses. La surface interne de l'intestin est endommagée par une sensibilité à la protéine de gluten, que l'on trouve dans la farine de blé et de seigle. Une trop grande quantité de gras est excrétée et l'enfant ne grandit pas et ne se développe pas. Le seul traitement consiste à adhérer à un régime strict sans gluten toute sa vie.

Maladie d'Addison

Une maladie causée par l'incapacité des glandes surrénales de sécréter les hormones corticosurrénales en raison d'un dommage au cortex surrénal. Ce dommage était fréquemment causé par la tuberculose, mais aujourd'hui, il peut résulter plus souvent de dérèglements du système immunitaire. Les symptômes sont un état d'amaigrissement et de fatigue généralisée, une faiblesse, une pression artérielle faible et une pigmentation foncée de la peau.

Maladie de Graves

Une maladie caractérisée par une hyperactivité de la glande thyroïde, une hypertrophie de la glande et la protusion des yeux. Elle est causée par la production d'un anticorps et constitue probablement une réponse auto-immune. Les patients présentent fréquemment un métabolisme excessif (parce que les hormones thyroïdiennes contrôlent le métabolisme du corps), de la nervosité, des tremblements, une hyperactivité, un rythme cardiaque accéléré, une intolérance à la chaleur, un souffle court, et ainsi de suite. Il existe trois types de traitement : des médicaments pour contrôler la production d'hormones de la thyroïde ; la chirurgie pour enlever une partie de la thyroïde ; ou un traitement à l'iode radioactif.

Membrane

Une fine couche composite de lipoprotéines entourant une cellule individuelle.

Métabolisme

La somme de tous les changements physiques et chimiques survenant dans les cellules et les tissus qui maintiennent la vie et la croissance. Les processus de transformation qui surviennent sont appelés cataboliques (catabolisme), et ceux qui forment les matériaux sont appelés anaboliques (anabolisme). Le terme peut également s'appliquer à la description d'un ensemble de changements en particulier, par ex. le métabolisme protéique. Le métabolisme basal est la quantité minimale d'énergie requise pour maintenir les processus vitaux du corps, par ex. lc battement cardiaque et la respiration, et s'évalue habituellement au moyen de diverses mesures prises lorsqu'une personne est au repos.

Noradrénaline ou norépinéphrine

Un neurotransmetteur du système nerveux sympathique sécrété par les terminaisons nerveuses et par les glandes surrénales également. Sa structure et sa fonction sont similaires à celles de l'adrénaline. Elle augmente la pression artérielle par une constriction des vaisseaux, un ralentissement du rythme cardiaque et une augmentation de la vitesse et dc l'amplitude de la respiration.

Pancréas

Une glande ayant des fonctions endocrines et exocrines. Elle est située entre le duodénum et la rate, derrière l'estomac, et mesure près de 15 cm de long. Deux types de cellules produisent des sécrétions. Les acini produisent le jus pancréatique qui se vide dans l'intestin par un système de canaux. Ce jus contient une mixture alcaline de sel et d'enzymes : trypsine et chymotrypsine pour digérer les protéines ; amylase pour transformer l'amidon ; et lipase pour aider à la digestion des gras. Le second type de cellules est situé dans les îlots de Langerhans et produit deux hormones : l'insuline et le glucagon, sécrétées directement dans le sang pour contrôler les taux de glucose.

Pancréatite

Inflammation du pancréas qui survient sous diverses formes mais qui est souvent associée aux calculs biliaires ou à l'alcoolisme. Tout épisode de la condition qui interfère avec la fonction du pancréas peut entraîner un diabète et une malabsorption.

Plasma

Une composante liquide légèrement colorée du sang dans laquelle diverses cellules sont en suspension. Il contient des sels inorganiques avec des protéines et certaines substances traces. Une des protéines présentes est le fibrinogène.

Polyurie

Urine plus abondante et habituellement pâle. Cela peut résulter simplement d'un apport de liquide important ou d'une condition telle que le diabète ou un trouble rénal.

Rate

Un organe de forme ovoïde (en forme d'œuf), de couleur violet foncé, situé sur la gauche du corps, derrière et sous l'estomac. La rate est recouverte d'une membrane péritonéale et contient une masse de tissu lymphoïde. Les macrophages dans la rate détruisent les microorganismes par phagocytose. La rate produit des lymphocytes, des leucocytes, des cellules plasmiques et des plaquettes sanguines. Elle stocke également les globules rouges (érythrocytes) pour utilisation en cas d'urgence. La libération de globules rouges est facilitée par le muscle lisse contrôlé par le système nerveux sympathique, et lorsque cela se produit, la douleur familière ressentie comme un point de côté peut survenir. La rate retire les vieux globules rouges en conservant le fer pour une production supplémentaire dans la moelle épinière. Bien que la rate ait plusieurs fonctions, son ablation n'entraîne aucun effet nuisible mais cause une augmentation de la taille des glandes lymphatiques.

Syndrome

Un certain nombre de symptômes et de signes qui, lorsqu'ils sont combinés, constituent une condition en particulier.

Syndrome de Cushing

Un trouble métabolique résultant de quantités excessives de corticostéroïdes dans le corps en raison d'une incapacité de contrôler le cortisol ou l'hormone adrénocorticotrope (ACTH). La cause la plus fréquente est une tumeur de l'hypophyse (qui produit la sécrétion d'ACTH) ou une malignité située à un autre endroit, par ex. dans les poumons ou les glandes surrénales, qui nécessite une longue thérapie aux corticostéroïdes. Les symptômes comprennent l'obésité, la rougeur du visage et du cou, une pilosité accrue, l'ostéoporose, une hypertension et d'éventuelles perturbations mentales.

Syndrome de Down (anciennement appelé mongolisme)

Un syndrome causé par un dérèglement chromosomique congénital qui apparaît sous forme de chromosome supplémentaire 21, en produisant ainsi 47 chromosomes dans chaque cellule du corps. Il entraîne des traits faciaux caractéristiques : un visage plus court, plus large avec des yeux en amande (similaire aux races mongoles, d'où l'ancien nom). Il résulte également en une stature plus courte, des muscles faibles et la possibilité d'anomalies cardiaques et de problèmes respiratoires. Le syndrome confère également une déficience mentale. Le syndrome de Down survient environ une fois sur 600 à 700 naissances vivantes, et bien que les personnes puissent vivre au-delà de l'âge moyen, l'espérance de vie est réduite et plusieurs d'entre elles meurent à l'enfance. L'incidence croît avec l'âge de la mère, de 0,04 pourcent des enfants chez les femmes de moins de 30 ans, à 3 pourcent des enfants chez les femmes de 45 ans. Les femmes enceintes de 35 et plus se verront donc probablement offrir la possibilité d'une amniocentèse.

Syndrome de Klinefelter

Un déséquilibre génétique chez les hommes dans lequel il y a 47 chromosomes plutôt que 46, le chromosome supplémentaire étant un chromosome X, ce qui signifie une constitution génétique XXY plutôt que l'habituelle XY. Les manifestations physiques sont de petits testicules qui s'atrophient, ce qui entraîne une sous-production de sperme, une augmentation du volume des seins, de longues jambes minces et une pilosité faciale et corporelle réduite ou absente. Il peut également y avoir une déficience mentale ou une maladie pulmonaire associées.

Syndrome de Turner

Une affection génétique qui touche les femmes et dans laquelle il n'y a qu'un seul chromosome X plutôt que deux. Les personnes affectées n'ont donc que 45 chromosomes plutôt que 46, sont stériles (étant donné que les ovaires sont absents), n'ont pas de menstruations et leurs seins et leur pilosité corporelle ne se développent pas. En outre, ces personnes sont de petite taille, ont un cou palmé et d'autres anomalies du développement. Le cœur peut être touché et il peut y avoir une surdité et une déficience intellectuelle. Dans sa forme moins grave, le second chromosome

X est présent mais anormal, avec un matériel génétique incomplet.

Système nerveux autonome

La partie du système nerveux qui contrôle les fonctions inconscientes, par ex. le rythme cardiaque et d'autres muscles lisses et glandes. Il est constitué des systèmes nerveux sympathique et parasympathique.

Testostérone

L'hormone sexuelle masculine sécrétée par les testicules.

Triglycérides

Des gras composés de trois molécules d'acide gras combinées à du glycérol, constituant la forme sous laquelle le corps stocke le gras. Les triglycérides proviennent de la digestion des gras dans la nourriture.

Ulcère

Lésion à la surface de la peau ou sur la membrane muqueuse interne des cavités corporelles qui peut présenter une inflammation et ne pas guérir. Les ulcères de la peau comprennent les plaies de lit et les ulcères variqueux (lesquels sont causés par une circulation défectueuse).

Urètre

Le canal qui permet d'éliminer l'urine de la vessie. Elle mesure environ 3,5 cm de long chez les femmes et 20 cm chez les hommes. L'urètre masculine fait toute la longueur du pénis et sert également de canal éjaculatoire.